AF547358

V&R

Stefan Schmid und Astrid Utler

Psychisch belastete und erkrankte Geflüchtete versorgen

Das TAFF-Praxismanual

Unter Mitarbeit von Lisa Scholz

Vandenhoeck & Ruprecht

Mit 2 Abbildungen und 3 Tabellen

Bibliografische Information der Deutschen Nationalbibliothek:
Die Deutsche Nationalbibliothek verzeichnet diese Publikation in der Deutschen Nationalbibliografie; detaillierte bibliografische Daten sind im Internet über https://dnb.de abrufbar.

© 2023 Vandenhoeck & Ruprecht, Theaterstraße 13, D-37073 Göttingen, ein Imprint der Brill-Gruppe
(Koninklijke Brill NV, Leiden, Niederlande; Brill USA Inc., Boston MA, USA; Brill Asia Pte Ltd, Singapore; Brill Deutschland GmbH, Paderborn, Deutschland; Brill Österreich GmbH, Wien, Österreich)
Koninklijke Brill NV umfasst die Imprints Brill, Brill Nijhoff, Brill Hotei, Brill Schöningh, Brill Fink, Brill mentis, Vandenhoeck & Ruprecht, Böhlau, V&R unipress und Wageningen Academic.

Alle Rechte vorbehalten. Das Werk und seine Teile sind urheberrechtlich geschützt. Jede Verwertung in anderen als den gesetzlich zugelassenen Fällen bedarf der vorherigen schriftlichen Einwilligung des Verlages.

Umschlagabbildung: Waqas Yusufzai

Satz: SchwabScantechnik, Göttingen
Druck und Bindung: ⊕ Hubert und Co. BuchPartner, Göttingen
Printed in the EU

Vandenhoeck & Ruprecht Verlage | www.vandenhoeck-ruprecht-verlage.com

ISBN 978-3-525-40807-0

Inhalt

Vorwort von Deborah Bedford-Strohm

Wenn ich dieses Vorwort vor ein paar Wochen geschrieben hätte, wäre es ein anderes gewesen. Aber ich schreibe im März 2022, an einem Tag, wo die Zahl der Flüchtlinge aus der Ukraine nach drei Wochen Krieg schon über drei Millionen gestiegen ist. Wenn jemand gezweifelt hätte an der außerordentlichen Wichtigkeit einer Initiative wie TAFF – Therapeutische Angebote für Flüchtlinge – mit ihrem bewährten Konzept basierend auf interkultureller Sensitivität, Traumaforschung und der Förderung von Gemeinschaft, dann müssten spätestens jetzt diese Zweifel ausgeräumt worden sein.

TAFF zeichnet sich durch hohes Engagement in einer globalisierten und digitalisierten Welt aus, die immer vernetzter und kleiner erscheint. Global denken, lokal handeln: Diese Devise aus der Ökologiebewegung der 1970er und 1980er Jahre wird hier mit Leben gefüllt.

Weltweit waren 2021 laut UNHCR 26,6 Millionen Menschen international auf der Flucht; dazu kommen Abermillionen Binnenflüchtlinge, insgesamt ergibt das 84 Million Menschen. Das Ineinandergreifen von bewaffnetem Konflikt, Armut und Klimakrise sowie die unwürdigen Operationen von Schleusern, Menschen- und Frauenhändlern bedingen diese Fluchtbewegungen auf vielen Kontinenten.

In diesen Krisen sind wir Bewohner*innen der westlichen Länder verstrickt: sei es durch die Rüstungsindustrie, von der die deutsche Wirtschaft und damit wir alle in Deutschland profitieren, sei es durch die globalisierte Konzentration von ökonomischen Gewinnen in den westlichen Ländern, sei es durch unseren industrialisierten und mobilen Lebensstil, der die Klimakrise bedingt. Somit gehen die Fluchtbewegungen uns alle etwas an.

Und TAFF handelt, indem die Mitarbeiter*innen sich lokal um die Menschen kümmern, die vor Ort ankommen. Die Zahl der Millionen Flüchtlinge kann ich mir ehrlicherweise nicht wirklich vorstellen. Aber ich kann zuhören, die Geschichte des Menschen vor mir anhören und mich dadurch berühren und bewegen lassen. Genau das tun die TAFF-Mitarbeiter*innen fachlich kompetent und menschlich präsent.

Dass es diese Menschlichkeit gibt, dass diese Arbeit mit Sorgfalt, Engagement und – ja – mit Liebe gemacht wird, weckt in mir Hoffnung. Wenn ich eines Tages fliehen müsste, wäre ich dankbar, wenn ich einer Initiative wie dieser am Ende der Flucht begegnen würde. Solange das nicht passiert, kann ich TAFF hier unterstützen.

Deborah Bedford-Strohm
Schirmherrin TAFF, Psychologische Psychotherapeutin

Vorwort von Alexander Thomas

Niemand verlässt gerne seine Heimat und nimmt die mit der Flucht in ein fremdes Land unweigerlich zu bewältigenden Risiken und Strapazen freiwillig auf sich. Es ist die Angst um das eigene Leben und das der Familie, aber auch die Sehnsucht nach mehr Rechtssicherheit und Stabilität sowie besseren Lebensverhältnissen und Ausbildungsmöglichkeiten sowie nach Chancen, die eigenen Interessen, Talente und kognitiven Potenziale verwirklichen zu können, die Menschen dazu veranlassen, zu flüchten. Dafür setzen Flüchtlinge oft alles aufs Spiel, selbst ihr Leben.

Die Entscheidung für die Flucht, deren Vorbereitung und Durchführung sowie die Schwierigkeiten im Gastland bzw. Aufnahmeland anzukommen und sich so einzugewöhnen, dass der Schmerz über den Verlust der Heimat einigermaßen erträglich wird, aktiviert neben anderen Auslösern (z.B. dabei entstandene Traumatisierungen) eine Vielfalt an psychischen Störungen, die erkannt oder unerkannt das Leben dauerhaft belasten. Hier können die Erkenntnisse der Psychologie, vor allem die der Persönlichkeits- und Sozialpsychologie sowie der Traumapsychologie und Kriseninterventionspsychologie, wirksame Hilfe leisten. Ein Therapie- und Beratungsangebot für psychisch belastete Geflüchtete wäre ein gutes und wirksames Mittel zur Unterstützung der Problembewältigungen, unter denen Geflüchtete leiden.

Bei der Entwicklung eines praktikablen und wirksamen Therapieangebots für psychisch belastete Geflüchtete sind zwei grundlegende Fragen und Schwierigkeiten zu überwinden:

1. Wie erreicht man die Flüchtlinge, die psychologisch therapeutische Hilfe benötigen, und wie motiviert man sie, entsprechende Angebote in Anspruch zu nehmen?
2. Wie ist der Therapieverlauf so zu gestalten, dass die kulturspezifischen Denk- und Verhaltensgewohnheiten der Klient*innen be-

rücksichtigt und in den therapeutischen Interaktionsprozess so eingebracht werden können, dass Vertrauen und Akzeptanz entstehen können? Hierzu ist interkulturelle Handlungskompetenz speziell in Bezug auf psychotherapeutische Hilfe für Flüchtlinge erforderlich.

Diese Fragen werden nicht erst bei der Umsetzung von TAFF, sondern bereits bei der Konzeption der Initiative berücksichtigt, wobei der Förderung interkultureller Handlungskompetenz ein wichtiger Stellenwert zukommt. Denn wenn Menschen aus unterschiedlichen Kulturen einander begegnen, wenn sie füreinander bedeutsam werden, miteinander interagieren und kooperieren, dann kann dies nur gelingen, wenn ein gewisses Maß an interkultureller Handlungskompetenz ausgebildet ist. In den vergangenen Jahrzehnten sind zahlreiche psychologische Forschungsarbeiten entstanden, die Erkenntnisse dazu liefern, wodurch sich diese Kompetenz auszeichnet und wie sie gefördert werden kann (vgl. z. B. Thomas, 2014). Diese Erkenntnisse leiteten und begleiteten den Aufbau und die Umsetzung der Initiative TAFF.

So besteht eine Möglichkeit zur Entwicklung interkultureller Handlungskompetenz im Zusammenhang mit therapeutischen Angeboten für Flüchtlinge darin, dass Psychotherapeut*innen oder Berater*innen ihre konkreten Erfahrungen mit ausländischen Klient*innen nicht nur reflektieren, sondern auch gegebenenfalls dokumentieren und insbesondere mit Kollegen und Kolleginnen besprechen. Der gegenseitige Austausch in entsprechenden Netzwerken mit Kolleg*innen, die ebenfalls Erfahrungen mit der Therapie von Flüchtlingen haben, ist dafür von entscheidender Bedeutung.

Die Initiative TAFF bietet hierfür die geeignete Plattform, und dieses Buch gibt die entsprechenden Informationen und Details zum Aufbau und zur Nutzung eines wirksamen Programmangebots für Flüchtlinge.

Prof. Dr. Dr. h. c. Alexander Thomas
Professor für interkulturelle Psychologie (i. R.)

Vorwort von Indra Baier-Müller

TAFF – Therapeutische Angebote für Flüchtlinge – hat bislang eine wirkliche Erfolgsgeschichte hinter sich.

Ich kann mich gut an die ersten Anfragen der Stiftung Welten Verbinden erinnern, als es um die Versorgung geflüchteter Menschen insbesondere im Bereich der psychischen Erkrankungen ging. Schnell wurde klar, dass diese Versorgung nur gemeinsam mit allen Akteuren vor Ort gelingen kann. Psychotherapeut*innen, Sozialpsychiatrischer Dienst, die Bezirkskrankenhäuser, Dolmetscher*innen, Sozialarbeiter*innen der Asylsozialberatung, das Gesundheitsamt, ehrenamtliche Helferkreise und viele weitere Akteure wollten vernetzt werden. Es gab Abstimmungsbedarf hinsichtlich der Zuständigkeiten und des Vorgehens insgesamt.

Ein sicherlich herausforderndes Unterfangen, welches auf Grund der Multiprofessionalität der Beteiligten nicht immer ganz einfach war. Dass dies gelingen konnte, der erste Erfolgsfaktor, und zumindest im Oberallgäu und in Kempten so erfolgreich vonstattenging, lag auch an den Akteuren, die sich mit viel Engagement und Offenheit der Sache verschrieben haben. Hier möchte ich persönlich dem gesamten TAFF-Team für die positive und verbindende Art der Kommunikation danken, die stets hilfreich und zukunftsgerichtet war.

Der zweite Faktor des Erfolges lag aus meiner Sicht darin, dass dieses Projekt immer einen qualitativ hohen Anspruch hatte. Die Niedrigschwelligkeit im Zugang, die insbesondere für Menschen mit psychischen Erkrankungen so wichtig ist, wurde mit einer hohen Kompetenz der Versorgung ergänzt. Vielen Menschen konnte somit geholfen werden.

Inzwischen ist das Konzept, welches im Allgäu und in Oberfranken als Leuchtturmprojekt entstand, in weiteren Kommunen und Städten in ähnlicher Form erfolgreich umgesetzt. Dass dies so möglich war, lag auch, und dies ist ein dritter Faktor, daran, dass der Freistaat und (anfänglich) die Stiftung Welten Verbinden, das Diakonische Werk Bayern sowie die Landeskirche und an einzelnen Standorten die Kommunen diese Arbeit finanziell unterstützen. Dies ist keine Selbstverständlichkeit und verdient, wie ich finde, Respekt und Anerkennung an all diejenigen, die sich für dieses Projekt stark gemacht haben.

Ich wünsche allen Beteiligten, dass diese wirklich hervorragende Arbeit weiterhin möglich ist und die wichtige Wertschätzung findet.

Indra Baier-Müller
Landrätin Landkreis Oberallgäu

1 Anlass und Notwendigkeit

Schon einige Jahre vor den Fluchtbewegungen des Jahres 2015 berichten Berater*innen[1] der Asylberatungsstellen (wie sie damals in Bayern noch genannt werden) vermehrt von Klient*innen mit hoher psychischer Belastung sowie psychischen Erkrankungen. Die Mitarbeitenden der Beratungsstellen, die für Asylsuchende und Geflüchtete meist die erste Anlaufstelle bei Problemen darstellen, verfügen im Normalfall weder über die notwendigen Kompetenzen noch über die zeitlichen Ressourcen, um psychische Erkrankungen zu erkennen, geschweige denn, diese Klient*innen zu betreuen. Hinzu kommt, dass es an vielen Orten an einem »Gegenüber« fehlt: D.h. wenn die Beratenden den Verdacht haben, ein Klient oder eine Klientin könne psychisch erkrankt sein, erweist es sich als schwierig, bei den entsprechenden Fachstellen (Psychiater*innen, Psychotherapeut*innen) einen Termin zur Abklärung und weiteren Behandlung zu bekommen. Und eigens für Geflüchtete zuständige Therapiezentren (sogenannte Psychosoziale Zentren) gibt es nur in größeren Städten, wobei diese Zentren oft lange Wartezeiten und hohe Aufnahmehürden haben. Diese Konstellation führt wiederum zu hoher Frustration aber auch psychischen Belastungen bei den Beratenden selbst und kann bei den erkrankten Geflüchteten zu iner Verschlechterung oder gar Chronifizierung der Symptomatik beitragen.

---

1 Zwei Hinweise an die geneigten Leser*innen: Zunächst weisen die Autor*innen darauf hin, dass im Sinne einer gendersensiblen Sprache die *-Schreibweise verwendet wird und nur in Ausnahmefällen für eine bessere Lesbarkeit sowohl weibliche als auch die männliche gleichzeitig verwendet werden. Dann ist noch auf das Online-Material zu verweisen; an den entsprechenden Stellen im Buch weist dieses Icon [Download-Icon] darauf hin. Das Online-Material findet sich im Verlags-Webshop bei der Produktseite dieses Buches.

Doch nicht nur in den Asylberatungsstellen sind bereits Anfang der 2010er Jahre psychische Belastungen und Erkrankungen bei Geflüchteten ein Thema. Das Bayerische Staatsministerium für Familie, Arbeit und Soziales beauftragte im Jahr 2011 nach vorheriger Ausschreibung das Klinikum Nord in Nürnberg sowie den Lehrstuhl für Klinische Psychologie und Psychotherapie der LMU München mit der Einrichtung und wissenschaftlichen Begleitung zweier »Gutachterstellen zur Erkennung psychischer Störungen bei Asylbewerbern« in den Erstaufnahmeeinrichtungen Zirndorf und München. Da die Gutachterstellen freiwillig aufgesucht werden können, beanspruchen die Ergebnisse keine Repräsentativität. Die Anteile der diagnostizierten psychischen Erkrankungen sind aber auch unter Berücksichtigung leichter Verzerrungen noch auffallend hoch (höher als in der sogenannten Normalbevölkerung), und zwar in beiden Aufnahmeeinrichtungen. Der Anteil posttraumatischer Belastungsstörungen beläuft sich auf 33,2 % (Niklewski, Richter u. Lehfeld, 2012) und 27,3 % (Butollo u. Maragkos, 2012). Die am zweithäufigsten diagnostizierte Krankheit ist Depression mit 21,9 % (Niklewski, Richter u. Lehfeld, 2012) bzw. 14,3 % (Butollo u. Maragkos, 2012).

Die skizzierten Erfahrungen und Studienergebnisse veranlassen das Diakonische Werk Bayern unter Federführung der Stiftung Welten Verbinden dazu, sich verstärkt dem Thema psychischer Belastungen bzw. Erkrankungen unter Geflüchteten zu widmen. Da die genannten Studien fundierte Daten zur Prävalenz psychischer Erkrankungen bei geflüchteten Menschen vorgelegt haben, fokussiert die Stiftung Ansätze zur Verbesserung der geschilderten Situation und beauftragt im Jahr 2014 Stefan Schmid und Astrid Utler mit einer Sondierung des Hilfesystems und einer Ableitung von Handlungsempfehlungen.

Warum das Thema »Psychische Belastungen und Erkrankungen« wichtig ist!

Im Prinzip scheint bereits die Tatsache, dass eine hohe Anzahl Geflüchteter psychisch erkrankt ist, Grund genug, das Thema in den Fokus zu nehmen. Darüber hinaus gibt es allerdings zahlreiche wissenschaftliche Belege dafür, dass sich eine Behandlung psychischer Erkrankungen nicht nur auf das individuelle Wohlbefinden der oder des Einzelnen positiv auswirkt, sondern weit darüber hinaus auch für das familiäre Umfeld und gesamtgesellschaftlich positive Effekte mit sich bringt. Untenstehend findet sich eine Sammlung der zentralen Gründe, die für Maßnahmen zur Verbesserung der Versorgung psychisch erkrankter und belasteter Menschen sprechen:

1. *Versorgung als Voraussetzung für gesellschaftliche Teilhabe:* Menschen, die psychisch instabil sind, haben Schwierigkeiten, eine neue Sprache zu erlernen und sich (bei Rückschlägen) immer wieder aufs Neue zu motivieren. Hierbei handelt es sich jedoch um zentrale Voraussetzungen, die für die Integration in eine neue Gesellschaft, v. a. auch den Arbeitsmarkt bzw. das Bildungssystem, unabdingbar sind (Brücker et al., 2016). Psychotherapien bzw. (therapeutische) Stabilisierungsprozesse zielen auf die Wiedererlangung von Kontrolle über das eigene Leben und Aktivierung der Ressourcen der Klienten*innen ab (Liedl, Böttche, Abdallah-Steinkopff u. Knaevelsrud, 2016) und stellen somit einen zentralen Wegbereiter für eine erfolgreiche Integration dar.
2. *Versorgung als Voraussetzung für die Erfüllung der Elternrolle:* Geflüchtete, die psychisch erkrankt sind, können ihrer Elternrolle nicht ausreichend gerecht werden. Ihre Kinder haben oft ebenfalls traumatische Erlebnisse hinter sich und bedürfen in besonderem Maße der elterlichen Fürsorge. Vor diesem Hintergrund ist – nicht zuletzt aus Gründen des Kindeswohles – geboten, sowohl die Eltern als auch die Kinder möglichst schnell adäquat (psychotherapeutisch) zu versorgen. Erfolgt dies nicht, droht eine Chronifizierung der Erkrankung, die dann an die nächste Generation weitergegeben wird. In letzter Konsequenz bedeutet dies, dass nicht nur die Eltern, sondern auch deren Kinder der Chance beraubt werden, sich zu integrieren und an der Gesellschaft teilzuhaben (z. B. Danieli, 1994; Soykök, Mall, Henningsen u. Aberl, 2017).
3. *Stabilisierung zur Prävention internalisierender aber auch externalisierender Verhaltensauffälligkeiten:* Bei geflüchteten Menschen besteht ein deutlich erhöhtes Suizidrisiko (Gurris u. Wenk-Ahnson, 2009). Psychische Erkrankungen wie die posttraumatische Be-

lastungsstörung haben aber nicht nur internalisierende, sondern auch externalisierende Aggressionen zur Folge: So können eine reduzierte Impulskontrolle und erhöhte Reizbarkeit begleitende Symptome sein. Beiden Risikofaktoren kann nur durch ein möglichst engmaschiges Versorgungsnetz begegnet werden, in das neben psychologischen bzw. psychiatrischen Fachkräften auch sonstige Helfergruppen eingebunden sind (Goosen, Kunst, Stronks, van Oostrum u. Uitenbroek, 2011).

4. *Frühe Interventionen bedeuten Kostenminimierung:* Unter volkswirtschaftlichen Gesichtspunkten sind möglichst frühe Interventionen und Hilfen immer kostengünstiger als spätere Kompensations- und Stützungsmaßnahmen (Versorgungsbericht der Landesärztekammer Baden-Württemberg, 2015).
5. *Förderung des gesellschaftlichen Zusammenhalts:* Dem gesamtgesellschaftlichen Klima ist es zuträglich, wenn aufgrund einer guten psychotherapeutischen bzw. psychiatrischen Versorgung der Integrationsprozess der Geflüchteten befördert werden kann.

2 Genese von TAFF: Sondierungsstudie und Modellregionen

Die Sondierungsstudie, mit der die Autor*innen dieses Manuals beauftragt wurden, bildet letztlich den Grundstein von TAFF. Im Zuge dieser Voruntersuchung verschafften sich die Autor*innen zunächst einen Überblick über bestehende Angebote für psychisch erkrankte Geflüchtete sowie in dem Bereich tätige Organisationen (Abschnitt 2.1). Darauf aufbauend wurden Informationen über die Bedarfe gesammelt, die aus Sicht derer bestehen, die mit (psychisch erkrankten) Geflüchteten arbeiten (Abschnitt 2.2). In einem nächsten Schritt wurden Handlungsempfehlungen entworfen, die dann umgesetzt wurden (Abschnitt 2.3).

2.1 Recherchephase zu bestehenden Angeboten

Den Auftakt der Studie bildete eine breit angelegte Internetrecherche, bei der nach Organisationen und Projekten gesucht wurde, die sich im Bereich Migration, Flucht und psychische Erkrankungen engagieren. Diese Recherche diente zum einen dazu, einen Überblick über bestehende Angebote zu erhalten und um mögliche Ansprechpartner*innen für die Expert*inneninterviews zu ermitteln. Zum anderen flossen die Recherchergebnisse später mit in die Konzeptentwicklung ein.

2.2 Interviews mit Expert*innen

Bei der Auswahl derjenigen, die für ein Expertinnen*interview kontaktiert wurden, legten die Autor*innen darauf Wert, möglichst verschiedene Personen zu Wort kommen zu lassen, um einen multiperspektivischen Blick auf das Thema zu erhalten. Insgesamt wurden im Zeitraum von Januar bis Mai 2015 mit 18 Personen aus

13[2] verschiedenen Institutionen, Organisationen und Einrichtungen Interviews durchgeführt, wobei alle angesprochenen Institutionen und Personen einer Teilnahme zustimmten. Dabei handelte es sich um Beratungsstellen (Caritas Regensburg, Migrationsdienst Augsburg), Spezialzentren (Psychosoziales Zentrum für Flüchtlinge, Refugio München, exilio e.V.), Organisationen mit traumapädagogischem Schwerpunkt bzw. traumapädagogischen Angeboten (Wings of Hope, SinN Stiftung), Kliniken (Bezirksklinikum Mainkofen, Klinikum Nord Nürnberg), ehrenamtliche Initiativen (Migrantenmedizin Regensburg e.V.), kommunale und staatliche Stellen (Integrationsstelle Regensburg, Sozialministerium) sowie, zu guter Letzt, Organisationen, die Sprach- und Kulturmittler*innen aus- und weiterbilden (Innere Mission Nürnberg, Sprint Projekt, Zentrum für Transkulturelle Medizin).

In den Interviews wurden Informationen zum Arbeitsbereich der jeweiligen Person abgefragt, im Anschluss wurden Einschätzungen zu Qualitätskriterien der eigenen Arbeit sowie Bedarfe erfasst. Außerdem wurden die Interviewpartner*innen dazu befragt, welche Herausforderungen aber auch möglichen Lösungsansätze sie im Prozess vom Erkennen eines Therapiebedarfs über die Abklärung bis hin zur Behandlung sehen, wobei hier insbesondere auf die Schnittstellen eingegangen wurde, die im Arbeitsbereich der jeweiligen Interviewperson relevant sind.

Die Auswertung der Interviews erfolgte in Anlehnung an das Verfahren der qualitativen Inhaltsanalyse (Mayring, 2015), indem zentrale Kategorien aus dem Material herausgearbeitet wurden. Auf diese Art konnten fünf übergeordnete Handlungsempfehlungen mit Teilempfehlungen generiert werden.

2 Die etwas höhere Anzahl der Interviewpartner*innen im Vergleich zu den Institutionen begründet sich damit, dass bei manchen Institutionen mehrere Personen am Interview teilnahmen.

2.3 Handlungsempfehlungen und deren Umsetzung in Modellregionen

Die Handlungsempfehlungen, die im Zwischenbericht detailliert erörtert werden (Utler u. Schmid, 2015), finden sich – mit kleineren Änderungen – im TAFF-Konzept wieder (v. a. 5 u. 7.2.3). Daher begnügen wir uns an dieser Stelle mit einer kurzen Zusammenfassung der Haupterkenntnisse: Die Expert*innen plädieren für eine Erhaltung und einen Ausbau bestehender Strukturen, allem voran was die bundesweit bestehenden psychosozialen Zentren für Geflüchtete angeht: Diese haben sich auf die Behandlung psychisch erkrankter Geflüchteter spezialisiert und verfügen aufgrund jahrzehntelanger Tätigkeit über immenses Knowhow. Allerdings empfehlen vor allem die Expert*innen, die in der therapeutischen Arbeit mit Geflüchteten tätig sind, auch neue Akteure zu gewinnen, wobei sie insbesondere auf einen Einbezug niedergelassener Therapeut*innen (und deren Unterstützung bei Abrechnung u. ä.) dringen. Gleichzeitig weisen die Expert*innen darauf hin, dass nicht alle Geflüchteten auch wirklich eine Therapie im engeren Sinne benötigen, weshalb sich die Expert*innen auch für den Einbezug und die Förderung anderer Formate stark machen. Über die therapeutische Zielgruppe hinaus werden auch andere Akteure als wichtig hervorgehoben, so wird sowohl auf die zentrale Bedeutung von Sprach- und Kulturmittler*innen einhergehend mit der Sicherstellung der Finanzierung, aber auch auf die Rolle der Behörden hingewiesen. Was letztere angeht, sehen die Befragten vor allem Handlungsbedarf bei der Verbesserung der behördlichen Praxis. Wichtig erachten die Befragten auch Maßnahmen zur Vernetzung der Akteure, wobei hier eine sogenannte Kontaktstelle empfohlen wurde, die im jetzigen Konzept von TAFF sogar eine noch wichtigere Rolle einnimmt (siehe das Beispiel in Kapitel 6). Außerdem wurde auf die Notwendigkeit entsprechender Qualifikationsmaßnahmen hingewiesen. Einige Expert*innen plädierten auch für die Etablierung von Erstscreenings in Erstaufnahmeeinrichtungen. Diese Maßnahme wurde bei der Etablierung der ersten TAFF-Standorte jedoch aus verschiedenen Gründen nicht umgesetzt: Zunächst, weil TAFF – abgesehen von wenigen Ausnahmen – nicht in Erstaufnahmeeinrichtungen angesiedelt ist.

Darüber hinaus zeigen sich gerade posttraumatische Belastungsstörungen erfahrungsgemäß erst nach der ersten Ankommensphase. Nun jedoch – seit Mai und September 2021 – ist TAFF auch in zwei Ankereinrichtungen präsent. Die Erfahrungen dort zeigen, dass ein Erstscreening durchaus sinnvoll ist, da die verantwortlichen Stellen mögliche (Verdachts-)Diagnosen dann bei der Zuweisung zu anderen Unterkünften berücksichtigen können.

Im Jahr 2015 startete in sogenannten Modellregionen die Umsetzung der skizzierten Handlungsempfehlungen in die Praxis. Als Modellregionen wurden das Allgäu und Oberfranken West gewählt. Damit entschied sich TAFF gezielt für zwei Regionen in Bayern, die fernab der großen Zentren wie Nürnberg oder München liegen. Denn gerade in diesen kleinstädtischen und ländlichen Gebieten ist die Versorgung für psychisch erkrankte Geflüchtete noch deutlich schlechter gewährleistet als in den großen Städten, in denen es mittlerweile durchaus gut etablierte Institutionen und Strukturen gibt. Dass die Auswahl konkret auf das Allgäu und Oberfranken West fiel, lag an den günstigen Gegebenheiten und bereits vorhandenen Strukturen: So gab es vor Ort Trägerorganisationen des Diakonischen Werks mit langjähriger Erfahrung in der Flüchtlings- und Migrationsarbeit, die sich für das Thema als besonders offen zeigten. In diesen Modellregionen wurde das Konzept erprobt, evaluiert (vgl. Kapitel 11.3) und im Zuge einer reflexiven Praxis angepasst und weiterentwickelt. Nachdem dort über einen Zeitraum von einem Jahr Erfahrungen gesammelt wurden, folgte sukzessive eine Etablierung von TAFF an weiteren Standorten.

3 Handlungsprinzipien

Die konkrete Umsetzung von TAFF wird in den folgenden Kapiteln (v. a. Kapitel 5, 6 u. 7) näher beleuchtet, vorab sollen jedoch die Handlungsprinzipien erörtert werden, die TAFF zugrunde liegen.

3.1 Versorgung vor Ort im Rahmen des Regelsystems

TAFF setzt gezielt auf eine Versorgung vor Ort, und zwar im Rahmen des allgemeinen Gesundheitssystems und der für die Versorgung zuständigen Behörden, Einrichtungen und Organisationen. Hierbei handelt es sich um eine grundlegende konzeptionelle Entscheidung, alternativ wäre denkbar (und wird auch oft gefordert), weitere Spezialzentren einzurichten.

Dass TAFF sich für die Vor-Ort-Versorgung im und durch das Regelsystem entscheidet, begründet sich wie folgt: Bei der Integration und Versorgung von Geflüchteten handelt es sich um eine gesamtgesellschaftliche Aufgabe – die deshalb auch gesamtgesellschaftlich angegangen werden muss. Eine flächendeckende Versorgung durch Spezialzentren[3] würde – ganz abgesehen davon, dass diese nicht finanzierbar ist – Parallelstrukturen schaffen, die langfristig eine Separation bzw. Segregation und letztlich auch ein Othering (Alterisierung) von Geflüchteten befördern. Zudem bietet das Regelversorungssystem (wenn auch zweifelsohne Ausbaubedarf besteht) die erforderlichen Strukturen, um psychisch erkrankte Geflüchtete ganzheitlicher versorgen zu können, als dies in weiteren (zwangsläufig kleineren) Spezialzentren möglich wäre. Dieser Ansatz versteht

3 Die bestehenden Spezialzentren sind von zentraler Bedeutung, nicht zuletzt in ihrer Funktion als fachliche Zentren (vgl. Kapitel 3.4).

sich jedoch nicht als Alternative zu den Spezialzentren, sondern vielmehr als wichtige Ergänzung (siehe 3.4).

Als primären Einsatzbereich für die Vor-Ort-Versorgung wählt TAFF insbesondere die Gebiete in Bayern, die sich fernab der großen Zentren (Augsburg, München, Nürnberg) befinden. TAFF geht also gezielt in den nichturbanen, mittel- bis kleinstädtischen Bereich, weil dort der Bedarf ungleich höher ist, als in Großstädten, in denen oft eine bessere (wenn auch zweifelsohne ausbaufähige) Grundversorgung gewährleistet ist. Das Konzept selbst wird und kann aber auch in größeren Städten oder Städten, die sich im großstädtischen Einzugsbereich befinden, umgesetzt werden, was sich auch mit dem folgenden Handlungsprinzip begründet.

3.2 Flexibles, ressourcenorientiertes Konzept mit regionalen Schwerpunktsetzungen

TAFF zeichnet sich durch ein flexibles Konzept aus, das an die jeweiligen Standorte angepasst wird bzw. werden kann. Im Vordergrund steht dabei das Ziel, die lokalen Strukturen miteinander zu vernetzen, die Zusammenarbeit der Akteure sowie die ablaufenden Prozesse (z. B. vom Erkennen und Abklären des Therapiebedarfs bis hin zur Bewilligung einer Therpaie) zu optimieren und – wo nötig – um zusätzliche Aktivitäten zu ergänzen, z. B. dann, wenn sich Abläufe als schwierig oder unmöglich herauskristallisieren. Darüber hinaus setzt TAFF gezielt auf die vor Ort vorhandenen Ressourcen sowohl der Mitarbeitenden als auch der ansässigen Organisationen und Institutionen. Auf diese Art kristallisieren sich an manchen Standorten inhaltliche Schwerpunkte heraus, wobei das jeweilige Knowhow (bei Bedarf) dem TAFF-internen Netzwerk zur Verfügung gestellt wird.

3.3 Kontakt- und Koordinierungsstelle als Netz- und Knotenpunkt

TAFF setzt gezielt auf eine Kontakt- und Koordinierungsstelle, die innerhalb bestehender Strukturen (z. B. Asylsozialberatungsteams, Sozialpsychiatrischen Diensten) angesiedelt ist, da es einen fachlichen Netz- und Knotenpunkt braucht, sowohl nach innen, also in das Team hinein, als auch nach außen, also in das Gemeinwesen.

TAFF nutzt das Netzwerk der professionellen Asyl- und Migrationsdienste sowie Ehrenamtskreise, da deren Mitarbeitende in engem Kontakt mit Geflüchteten stehen und daher den Bedarf an psychotherapeutischer Unterstützung (mit) als Erstes erkennen. Da der Asyl- und Migrationsberatung die Aufgabe zukommt, auf Hilfsbedarf bei psychischen Erkrankungen bzw. Belastungen reagieren zu müssen, trägt TAFF im Gegenzug zu einer Entlastung der ohnehin stark ausgelasteten Mitarbeitenden bei.

3.4 Enge Kooperation mit fachlichen Zentren

TAFF arbeitet nicht isoliert, sondern in enger Kooperation mit Refugio München, deren Mitarbeiter*innen über eine viele Jahre entwickelte und erprobte Expertise in der Arbeit mit psychisch erkrankten Geflüchteten und Asylsuchenden verfügen. Refugio bietet für die TAFF-Mitarbeitenden aber auch deren Netzwerkpartnern regelmäßig Fortbildungen sowie Supervisionen an und trägt damit entscheidend zur Qualitätssicherung der TAFF-Arbeit bei (vgl. Kapitel 10). Ähnliches gilt auch für die Arbeit mit Sprach- und Kulturmittler*innen, hier setzt TAFF auf die jahrelange Expertise von kunterMund in Augsburg als ausbildendende Organisation. In den jeweiligen Regionen werden diese Kooperationen ergänzt um eine enge Zusammenarbeit mit lokalen Fachzentren (z. B. Sozialpsychiatrische Dienste, Bezirkskrankenhäuser, das Zentrum für Folteropfer in Ulm usw.).

4 Projektsteuerung

Die im Folgenden beschriebenen Tätigkeiten an den einzelnen TAFF-Standorten sowie die übergeordneten Aktivitäten werden von einem Team gesteuert und begleitet, das beim Diakonischen Werk Bayern angesiedelt ist und um zwei externe Berater*innen ergänzt wird. Das Leitungsteam übernimmt die zwei grundlegenden Aufgaben der fachlichen Steuerung und Finanzierung.

Die fachliche Steuerung von TAFF umfasst zunächst die Konzeptentwicklung (siehe Kapitel 2) und die Begleitung der Umsetzung des Konzepts beim Aufbau der TAFF-Standorte (siehe Kapitel 5). Darüber hinaus begleitet die fachliche Leitung aber auch die Arbeit vor Ort (Abschnitt 7.1) und es werden standortübergreifende Aktivitäten lanciert, um eine Qualitätssicherung zu gewährleisten, aber auch um notwendige Standards für die konkrete Arbeit zu entwickeln. Darüber hinaus ist die fachliche TAFF-Leitung für die Steuerung überregionaler und politischer Aktivitäten verantwortlich (siehe Abschnitt 7.2).

Die finanzielle Leitung beinhaltet zum einen die Sicherstellung der Finanzierung der Kontakt- und Koordinierungsstellen, die bei den lokalen Trägern angesiedelt sind. Zum anderen werden im Rahmen der Finanzierung auch Mittel eingeworben, um die Gruppenangebote (siehe Abschnitt 9.2), Sprach- und Kulturmittler*innenkosten, Fortbildungsangebote, Supervisionen aber auch vereinzelt Beratungsmaterialien (Bücher oder Skill-Box-Inhalte) zu finanzieren. Unterstützt wird das Team von einer Verwaltungskraft, die die Abrechnungen für übergeordnete Aktivitäten sowie Fortbildungen und Supervisionen abwickelt.

5 Aufbau eines TAFF-Standortes

Die ganzheitliche Herangehensweise von TAFF, die sowohl auf eine umfassende Versorgung von psychisch belasteten Geflüchteten als auch auf eine Stärkung und Vernetzung des lokalen Behandlungssystems abzielt (siehe v. a. Kapitel 3.1 und 3.2), macht die (Aufbau-) Arbeit im Rahmen des TAFF-Ansatzes insbesondere in der Startphase anspruchsvoll. Zum einen sind Vernetzungsaktivitäten erforderlich, die sowohl die Integration von TAFF in das bestehende Netzwerk betreffen als auch den Ausbau bzw. Aufbau der Versorgungselemente des Netzwerkes. Zum anderen besteht zu Beginn der TAFF-Aktivitäten ein Defizit im Bereich der unmittelbaren Versorgung von psychisch belasteten Geflüchteten. Entsprechend hoch sind der Bedarf und die Erwartungen lokaler Akteure an TAFF, möglichst schnell zusätzliche Angebote zu schaffen und in den direkten Kontakt mit Klient*innen zu gehen. Dieser Anforderung nachzukommen ist nicht nur aus humanitären Gesichtspunkten geboten, sondern auch im Sinne der Akzeptanz und Aufrechterhaltung der Unterstützung durch das lokale Netzwerk. Da allerdings ein ausschließlicher Fokus auf der Bereitstellung von unmittelbaren Angeboten für Geflüchtete zu Lasten der Netzwerkarbeit liegt, gilt es hier eine stimmige Balance zu finden, um den Erfolg des Vorgehens nicht zu gefährden.

Im Folgenden wird die Herangehensweise dargestellt. Dabei ist zu berücksichtigen, dass die meisten Aktivitäten parallel und in der Regel über die gesamte Phase der Etablierung von TAFF erfolgen. Die notwendigen Schritte zum Aufbau eines TAFF-Standortes sind:

1. Etablierung einer Kontakt- und Koordinierungsstelle und Mitarbeiter*innenauswahl,
2. Vernetzung der Akteure und Verankerung der Kontakt- und Koordinierungsstelle im lokalen Versorgungsnetzwerk,
3. Flüchtlings- und Integrationsberater*innen: Einbindung, Qualifizierung und Beratung,

4. Behörden und Ämter: Kontaktaufbau und gemeinsame Prozessoptimierung,
5. Sprach- und Kulturmittler*innen: Gewinnung und Qualifizierung,
6. Psychotherapeut*innen und Psychiater*innen: Gewinnung und Qualifizierung,
7. Geflüchtete: Angebot von Einzelberatung, Stabilisierung und Gruppenmaßnahmen,
8. Ehrenamtliche Helferkreise: Kontaktaufbau, Qualifizierung und Zusammenarbeit,
9. Beratung von Institutionen.

5.1 Etablierung einer Kontakt- und Koordinierungsstelle

Um die verschiedenen Aktivitäten und Angebote initiieren und realisieren zu können, kommt der Schaffung einer lokalen Kontakt- und Koordinierungsstelle zentrale Bedeutung zu. Der Name der Stelle leitet sich aus den beiden Aufgabenschwerpunkten ab: Kontakt bezieht sich auf die unmittelbare Arbeit mit den Klient*innen und Koordinierung auf die Netzwerkarbeit und Organisation der Versorgung der einzelnen Klient*innen.

Die Stelle versteht sich demnach als erster Anlaufpunkt für Geflüchtete mit Hilfs- bzw. Abklärungsbedarf im Bereich der psychischen Gesundheit in der Region. Die Klient*innen können sich direkt an die Kontakt- und Koordinierungsstelle wenden oder von unterschiedlichen Akteuren (z. B. Ehrenamtliche, Behörden, Bildungsinstitutionen) zur Bedarfsabklärung dorthin verwiesen werden. Die dortigen TAFF-Berater*innen nehmen ein Screening bzw. eine erste Einschätzung des Unterstützungsbedarfs der Klient*innen vor, auf deren Basis die weitere Vorgehensweise geplant wird. Je nach Möglichkeiten des regionalen Versorgungsnetzwerkes und nach Bedarf der Klient*innen ergeben sich unterschiedliche Optionen:

- unmittelbare Stabilisierung durch die TAFF-Berater*innen,
- Weiterleitung an Hausärzt*in, Klinik oder Psychiater*in zur weiteren Abklärung und/oder Behandlung,
- bei akuten Fällen (z. B. Psychosen, Suizidalität, o. Ä.): Einweisung in geeignete Kliniken,

- bei schwerer Symptomatik: Suche nach geeigneten stationären Therapieangeboten,
- Anmeldung bei gruppentherapeutischen Angeboten oder tagesstrukturierenden Maßnahmen,
- Weiterleitung zu geeigneten Beratungsstellen (Familie-, Erziehungs-, Suchtberatung),
- Anbahnung einer ambulanten Einzeltherapie bei niedergelassenen Therapeut*innen,
- Kommunikation mit anderen involvierten Institutionen und Personen (Ausländeramt, Schulen, Asylsozialarbeit usw.),
- im Falle eines Mangels an geeigneten Verweisungsmöglichkeiten die kontinuierliche Begleitung, Stabilisierung und therapeutische Arbeit durch die TAFF-Berater*innen.

Praktische Erfahrungen

Viele dieser Optionen sind erst das Ergebnis umfangreicher Netzwerk- und Aufbauarbeit der TAFF-Berater*innen vor Ort. In der Startphase eines TAFF-Standorts stehen Berater*innen oft nur eingeschränkte Optionen zur Verfügung und es besteht die Gefahr, ausschließlich als Beratungsstelle für die Klient*innen zu agieren. Dies birgt zum einen die Gefahr einer Überlastung der Berater*innen und geht zum anderen zu Lasten der Netzwerkarbeit und damit des Aufbaus weiterer Optionen. Daher empfiehlt es sich zu Beginn des Projektes klar den Fokus auf Netzwerk- und Aufbauarbeit zu legen und den unmittelbaren Klient*innenkontakt zeitlich versetzt oder zumindest reduziert zu beginnen.

Anforderung an TAFF-Berater*innen

Die Stelle als TAFF-Berater*in ist geprägt durch sehr unterschiedliche, anspruchsvolle Kompetenzanforderungen, die Tabelle 1 darstellt. Um diesen vielfältigen Anforderungen und Belastungen gerecht zu werden, empfiehlt es sich bei der Stellenbesetzung verschiedene Aspekte zu beachten.

Die Kontakt- und Koordinierungsstelle eines Standorts sollte mit mindestens zwei Personen besetzt werden. Dabei bewährte es sich an verschiedenen Standorten, TAFF-Berater*innen mit unterschiedlichen Ausbildungen (z. B. Sozialpädagog*in oder Pädagog*in mit therapeu-

Tabelle 1: Kompetenzanforderungen an TAFF-Berater*innen

Fachkompetenz	**Methodenkompetenz**
Psychische Erkrankungen Rechtliches (z. B. Asylrecht) Kulturelles Wissen Institutionen, Behörden und Abläufe Wissen über Flucht und Migration	Therapeutische bzw. diagnostische Fähigkeiten Gestalten von Veränderungsprojekten Mediationsfähigkeit Systematisches Arbeiten in Netzwerken Organisation von Veranstaltungen und Weiterbildungen Systemische Denkweise
Selbstkompetenz Aktives Angehen von Problemen Belastbarkeit und Selbstfürsorge Abgrenzungsfähigkeit Reflexionsfähigkeit Ambiguitätstoleranz Selbstführung	**Soziale Kompetenz** Kommunikative Kompetenz Konstruktiver Umgang mit Widerstand und Ablehnung Interkulturelle Kompetenz im Kontakt mit Klient*innen Teamfähigkeit in interdisziplinären Teams Konfliktfähigkeit (z. B. im Umgang mit Behörden) Perspektivenübernahme (z. B. im Hinblick auf Klient*innen oder Akteure im System)

tischen Zusatzqualifikationen, Gesundheitsmanager*in und Psycholog*in) und damit unterschiedlichen Erfahrungs- und Kompetenzschwerpunkten als Teams zusammenzustellen – selbst wenn in der praktischen Arbeit die Tätigkeiten meist sehr ähnlich sind. Die daraus entstehenden Synergieeffekte sind dennoch beträchtlich und die wechselseitige Unterstützung in der oft belastenden Arbeit wichtig.

Darüber hinaus ist es wichtig, die TAFF-Berater*innen in ein Team einzubinden, das in einem engen inhaltlichen oder methodischen Bezug zur Arbeit der TAFF-Berater*innen steht, z. B. Asylsozialarbeit oder sozialpsychiatrische Dienste. Dies unterstützt die TAFF-Berater*innen, da auf bereits bestehende Kontakte und Erfahrungen zurückgegriffen werden kann. Darüber hinaus bietet das Team den Rahmen für fachlichen Austausch, interdisziplinäres Arbeiten und institutionelle Einbindung in nicht fluchtbezogene Foren der lokalen Gesundheitsversorgung (Arbeitskreise etc.).

Im Hinblick auf die beträchtlichen psychischen Belastungen, die auf die TAFF-Berater*innen zukommen können, sollte bei der Einstellung berücksichtigt werden, möglichst Personen zu finden, die über eine große psychische Resilienz verfügen. Gleichzeitig müssen die TAFF-Berater*innen aber im Rahmen ihrer Tätigkeit mit diversen Angeboten (Intervision, Supervision, o. Ä., siehe auch Abschnitt 10.4) unterstützt werden. Hier kommt einer (überregionalen) Vernetzung mit Kolleg*innen und Expert*innen, die in der Versorgung von psychisch erkrankten Geflüchteten tätig sind, im Rahmen von Intervision und Supervision eine zentrale Bedeutung zur Qualitätssicherung und Selbstfürsorge zu (siehe auch die Ausführung zu Qualität und Standards in Kapitel 10).

Berater*innen mit einschlägigen Vorerfahrungen – sei es in der Netzwerkarbeit, in einer psychologischen Beratungsstelle oder in der Arbeit mit Geflüchteten – erleben diese Vorerfahrung oft als Vorteil, um sich in der anfangs sehr unstrukturierten Arbeit der Kontakt- und Koordinierungsstelle einzufinden.

In Abhängigkeit der jeweiligen Kompetenzprofile der TAFF-Berater*innen können die Schwerpunkte in der Wahl und Entwicklung der aufgelisteten Optionen ebenfalls unterschiedlich ausfallen: TAFF-Berater*innen mit einem therapeutischen Profil können einen stärkeren Fokus auf die eigenständige Stabilisierung der Klient*innen legen, während andere ihr Hauptaugenmerk eher auf Netzwerkarbeit, Entwicklung alternativer Angebote wie gruppentherapeutische Maßnahmen und Weiterverweisung legen.

Wahl geeigneter Träger

Die Anbindung der Kontakt- und Koordinierungsstelle an eine geeignete Trägerinstitution legt den Grundstein für den Erfolg der TAFF-Berater*innen. Neben den bereits angesprochenen fachlichen Aspekten der Einbindung in geeignete Fachteams kommt der Unterstützung von Leitungsseite eine große Bedeutung zu: Die TAFF-Berater*innen interagieren häufig mit Behörden und anderen Institutionen (wie z. B. andere Sozialträger), die anlassbezogen eine Unterstützung der Leitungsebene erfordern.

Innerhalb der Institution spielt eine klare und transparente Kommunikation über Ziel und Nutzen der TAFF-Stellen eine große Rolle, um etwaiger Ablehnung, Konkurrenz und Widerstand in einem Arbeitsfeld mit stets knappen Ressourcen entgegenzuwirken. Darüber hinaus geht der notwendige überregionale Austausch mit zeitlichem Aufwand einher und bedarf daher einer entsprechenden Akzeptanz und ggf. Flexibilität von Seiten des Trägers.

Sollte die Kontakt- und Koordinierungsstelle an kommunale Strukturen wie z. B. einem Landratsamt angekoppelt werden, z. B., weil dort die Flüchtlings- und Integrationsberatung angesiedelt ist, bietet das große Vorteile gerade bei der Optimierung des Zusammenspiels mit Kolleg*innen unterschiedlicher Behörden oder in der Nutzung von Kommunikationskanälen im Landkreis. Allerdings können dadurch sowohl in der Außenwahrnehmung als auch in der Zusammenarbeit nach innen Rollenkonflikte auftreten bzw. zugeschrieben werden: Geflüchtete und Ehrenamtliche könnten das Landratsamt vor allem als ausführendes Organ aufenthaltsrechtlicher Maßnahmen wahrnehmen und weniger als Ort der Beratung und Hilfe. Klient*innen entwickeln deswegen unter Umständen Zweifel in Bezug auf Vertraulichkeit, was persönliche Informationen angeht. Sie könnten befürchten, dass die unterschiedlichen Stellen, die sich unter einem Dach befinden, Informationen über sie austauschen. Gleichzeitig könnten Konflikte zwischen den unterschiedlichen Institutionen im Landratsamt auftreten. Dies gilt es von Anfang an zu berücksichtigen, zu reflektieren und dem, wenn möglich durch geeignete Maßnahmen, wie z. B. räumliche und personelle Trennung, klare Prozesse etc., entgegenzuwirken.

5.2 Vernetzung der Akteure und Verankerung der Kontakt- und Koordinierungsstelle im lokalen Versorgungsnetzwerk

Ein wesentlicher Baustein bei der Etablierung der Kontakt- und Koordinierungsstelle ist eine gelingende Vernetzung mit den lokalen Akteuren. Hier gilt es zunächst zu eruieren, welche Angebote es bereits für (psychisch erkrankte) Geflüchtete gibt und welche Personen und Institutionen in diesem Bereich (schon) aktiv sind. In einem nächsten Schritt sollten die eigenen Aktivitäten mit den bereits bestehenden Angeboten in der Region angemessen verzahnt werden. Wichtig ist es hier, den Aufbau von Doppelstrukturen zu vermeiden (z. B. wurden bei bestehenden Beratungsstellen für psychisch belastete geflüchtete Familien klare Kriterien erarbeitet, bei welchen Klient*innen TAFF und bei welchen die Familienberatungsstelle aktiv wird). Für TAFF stellen lokale Strukturen und Institutionen wichtige Kooperationspartner dar, deren Erfahrung und Expertise als Ressource angesehen werden, die produktiv genutzt, nicht aber ersetzt werden soll. Bei Bedarf steht TAFF diesen Stellen aber auch mit fachlicher Expertise zur Seite, unterstützt deren Mitarbeiter*innen oder ergänzt bestehende Angebote (beispielsweise durch ein Fortbildungsangebot, siehe Kapitel 8). TAFF strebt also eine konstruktive und wertschätzende Zusammenarbeit mit allen Akteuren im Netzwerk an. Damit soll auch gewährleistet werden, dass die Klient*innen bei Bedarf dorthin weitervermittelt werden können, wo sie ein, für sie passendes, Angebot erhalten. Gelingt der Netzwerkaufbau, wird TAFF erfahrungsgemäß nicht als Konkurrenz, sondern als kompetenter Partner wahrgenommen. Hierfür ist der unmittelbare persönliche Kontakt unabdingbar, der über unterschiedliche Zugangswege hergestellt werden kann, beispielsweise durch den Besuch lokaler Runder Tische oder Arbeitsgruppen. An den bestehenden TAFF-Standorten wurden bereits unterschiedliche Herangehensweisen erprobt, je nach Bereitschaft und Bedürfnis der Akteure vor Ort.

Steuerungsgruppe

Die Steuerungsgruppe stellt einen Baustein dar, der bei Bedarf eingesetzt werden kann. Die Etablierung einer Steuerungsgruppe ist vor allem dann ratsam, wenn der IST-Zustand der Versorgung für psychisch erkrankte Geflüchtete noch unklar ist und wenn die Ressourcen in der Region noch erfasst werden müssen Die Steuerungsgruppe sollte sich nach Möglichkeit aus unterschiedlichen Akteuren des lokalen Versorgungssystems zusammensetzen (z. B. Flüchtlings- und Integrationsarbeit, Psychotherapeut*innen, Mitarbeiter*innen von Beratungsstellen, Integrationsbeauftragte, Sprecher*innen von Ehrenamtlichenkreisen) und sich insbesondere in der Aufbauphase von TAFF in einer relativ engen Taktung von vier bis fünf Wochen treffen. Die Steuerungsgruppe erfüllt dabei mehrere Funktionen:

- Auf inhaltlicher Ebene können zügig passende Aktivitäten entwickelt werden,
- Auf Kommunikationsebene werden die geplanten Aktivitäten durch die Teilnehmer*innen der Steuerungsgruppe unmittelbar bekannt gemacht und ins Netzwerk hineingetragen,
- Das Mitwirken von Akteuren aus unterschiedlichen Bereichen und Institutionen erhöht die Transparenz und Akzeptanz von Maßnahmen,
- Feedback kann unmittelbar aus den unterschiedlichen Perspektiven der beteiligten Akteure und deren Institutionen erfolgen.

Im Gegensatz zum runden Tisch (s. u.) sollte diese Gruppe eher klein gehalten sein, da der Fokus auf dem Erarbeiten von Aktivitäten und deren Weiterentwicklung liegt (nicht mehr als fünf Personen außer den TAFF-Berater*innen). Zu viele Teilnehmende führen oft zu praktischen Schwierigkeiten, z. B. bei der Terminfindung, erhöhen den kommunikativen Integrationsaufwand der einzelnen Perspektiven und reduzieren damit die Geschwindigkeit der Entwicklung des Projektes.

Lokaler Runder Tisch

Ähnlich wie bei der Steuerungsgruppe handelt es sich auch beim Runden Tisch um ein Instrument, das eingesetzt werden kann, nicht aber obligatorisch ist. Der Runde Tisch legt seinen Fokus auf die Verbreitung der Aktivitäten bei *allen* lokalen Akteuren und das Einholen der Resonanz dieser Gruppe. Dies bedeutet, die Gruppe hat einen (wechselseitigen) Informationsfokus und der Schwerpunkt liegt nicht auf dem gemeinsamen Erarbeiten von Konzepten. Diese werden im Steuerungskreis oder direkt von der Kontakt- und Koordinierungsstelle entwickelt und beim Runden Tisch vorgestellt. Ideen und Wünsche aus der Runde werden aufgegriffen und wenn möglich in Aktivitäten umgesetzt. Der Runde Tisch sollte mit Repräsentant*innen aller lokal relevanten Institutionen besetzt sein und sich ein- bis zweimal im Jahr treffen – in Abhängigkeit von der Anzahl an Veränderungen und Neuerungen, die durch TAFF umgesetzt werden bzw. die in der Region und bei den beteiligten Institutionen auftreten. Funktionen des Runden Tisches sind also insbesondere:

- Kommunikation und Abstimmung geplanter Maßnahmen,
- Feedback zu geplanten bzw. erfolgten Maßnahmen,
- Information von den einzelnen Institutionen zu deren aktuellen Aktivitäten und Herausforderungen,
- Aufnahme des Bedarfs aus einem erweiterten Kreis an Akteuren,
- Förderung von Akzeptanz durch Beteiligung,
- Ermöglichung von Unterstützung und Vernetzung von Aktivitäten mit unterschiedlichen Institutionen.

Gerade bei konfliktträchtigen oder sehr spezifischen Problemkonstellationen (z. B. Fehlverhalten innerhalb einer Organisation, mikropolitische Hintergründe) ist der Runde Tisch mit seiner großen Teilnehmer*innenzahl meist nicht der geeignete Rahmen, um ein besseres Verständnis und eine Lösung herbeizuführen. Hier ist der Resonanzraum, in dem Konflikte möglichst frühzeitig erkannt und präventiv behandelt werden. Für komplexe und »heiße« Konflikte empfiehlt sich oft der vertrauensvolle Einzelkontakt mit reduzierter »Zuschauer*innenzahl« und nur den unmittelbar involvierten Institutionen.

Individuelle Kontaktaufnahme

Es liegt auf der Hand, dass persönlichen Einzelkontakten zu den jeweiligen lokalen Partner*innen in der Gesundheitsversorgung und Betreuung von Geflüchteten zentrale Bedeutung zukommt – insbesondere in der alltäglichen gemeinsamen Fallarbeit. Gleichzeitig sollte aber die Wichtigkeit einer systematischen Kontaktaufnahme und Vorstellung der Kontakt- und Koordinierungsstelle bei den unterschiedlichen Institutionen nicht unterschätzt werden: Die Präsentation von TAFF im Rahmen der internen Fortbildung des lokalen Krankenhauses, beim Verein der lokalen Hausärzt*innen, beim Qualitätszirkel der niedergelassenen Psychotherapeut*innen, im lokalen sozialpsychiatrischen Dienst, in der zuständigen Abteilung des Landratsamtes, bei der Erziehungsberatung, im Helferkreis der Ehrenamtlichen usw. Oft bilden diese persönlichen Vorstellungen bei den Akteuren die Voraussetzung für deren Beteiligung am Runden Tisch und die spätere vertrauensvolle Zusammenarbeit.

5.3 Asylsozialarbeit: Einbindung, Qualifizierung und Beratung

In der Regel sind Mitarbeiter*innen psychosozialer Beratungsstellen (Flüchtlings- und Integrationsberatung, Migrationsberatung etc.) diejenigen, die am unmittelbarsten im Kontakt mit Geflüchteten stehen. Sie beraten und unterstützen sie in Verfahrensfragen in Bezug auf ihren Asylstatus und wirken als Wegweiser, Türöffner und Begleiter in der institutionellen Vielfalt eines fremden Landes. Im Zuge dieses Kontaktes erleben die Sozialarbeiter*innen unwillkürlich den Gesundheitszustand ihrer Klient*innen, bemerken Veränderungen der psychischen Gesundheit oder Stabilität. Aufgrund der Vielzahl an Klient*innen, aber auch weil die Sozialarbeiter*innen in der Regel über kein ausreichendes therapeutisches Wissen verfügen (können) und es an entsprechenden Anlaufstellen für psychisch erkrankte Geflüchtete mangelt, sehen sich psychosoziale Berater*innen oft weder zeitlich noch inhaltlich in der Lage, bei dem Verdacht einer psychischen Erkrankung eine adäquate Abklärung in die Wege zu leiten.

Durch eine enge Verzahnung der Flüchtlings- und Integrationsberatungsstellen mit der Kontakt- und Koordinierungsstelle erfolgt hier eine unmittelbare Entlastung für die klassische Flüchtlings- und Integrationsberatung, da deren Mitarbeiter*innen Verdachtsfälle nun direkt an die Kontakt- und Koordinierungsstelle verweisen können. In der praktischen Zusammenarbeit empfiehlt es sich, an den ersten exemplarischen Fällen die Zusammenarbeit und Rollenverteilung zu klären und den wechselseitigen Informationsfluss und Bedürfnisse abzustimmen.

Sozialarbeiter*innen, die im Asylbereich tätig sind, stellen mit ihrem fachlichen Wissen und ihren Erfahrungen im lokalen Versorgungsnetzwerk eine wertvolle Ressource und einen wichtigen Partner für die TAFF-Berater*innen dar. Gleichzeitig kann, wo notwendig, durch das überregionale TAFF-Netzwerk der Kompetenzaufbau bei den Sozialarbeiter*innen im Bereich der Sensibilisierung für psychische Erkrankungen bei Geflüchteten, interkultureller Sensibilität und des Umgangs mit psychisch erkrankten Geflüchteten unterstützt werden.

Nach den bisherigen Erfahrungen hat es sich bewährt, dass sich die Kontakt- und Koordinierungsstelle auf die gesundheitliche Versorgung von Geflüchteten konzentriert und in Verfahrensfragen keine aktiv-steuernde Rolle übernimmt, sondern allenfalls, wenn gewünscht, eine Stellungnahme zum Gesundheitszustand der Klient*innen erfolgt. Aufgrund des Qualifikationsprofils der TAFF-Berater*innen können keine rechtsverbindlichen Gutachten abgegeben werden. Darüber hinaus hat sich die Rollentrennung zwischen Verfahrensbegleitung, die ohnehin nicht im Aufgabenbereich der Kontakt- und Koordinierungsstelle liegt, und gesundheitlicher Versorgung gerade im Kontakt mit Behörden bewährt (vgl. Abschnitt 7.2.3). Dies schließt nicht aus, die Flüchtlings- und Integrationsberater*innen bei Verfahrensfragen aktiv zu unterstützen, indem im Netzwerk geeignete Gutachter*innen eingebunden werden.

5.4 Behörden und Ämter: Kontaktaufbau und gemeinsame Prozessoptimierung

Im ersten Schritt ist es für eine erfolgreiche Arbeit als Kontakt- und Koordinierungsstelle zentral, von den lokalen Behörden und Ämtern als kompetenter, seriöser Partner wahrgenommen zu werden und ihnen gegenüber den unmittelbaren Zugewinn in der Region deutlich zu machen. Dies muss, wie im vorangegangenen Abschnitt dargestellt, vor allem über den persönlichen Kontakt erfolgen, bei dem dann das Konzept sowie die angestrebte Arbeitsweise von TAFF vorgestellt werden. Im Zuge dieser Phase können dann auch etwaige Befürchtungen aus dem Weg geräumt werden. So besteht bisweilen die Sorge, dass es zum Aufbau von Doppelstrukturen und Kompetenzstreitigkeiten zwischen der Kontakt- und Koordinierungsstelle und bestehenden Institutionen kommen könnte. Aktive Maßnahmen, die genau dem vorbeugen, sind zum einen die skizzierten Austauschforen sowie andererseits der Grundansatz von TAFF, dass zu bestehenden Strukturen ergänzende Angebote entwickelt werden und bei den ohnehin knappen Ressourcen im Asylbereich Doppelungen absolut zu vermeiden sind. Eine weitere Befürchtung, der TAFF in der Aufbauphase begegnete, war, dass es durch die Etablierung des Angebots zu einer erhöhten (künstlich geschaffenen) Nachfrage nach

Therapien kommen könnte. Diese Befürchtung kann jedoch auf Basis der Erfahrungen in verschiedenen Regionen (siehe Kapitel 11.4) als unbegründet angesehen werden.

Bedingungen konstruktiver Zusammenarbeit

Besonders bedeutsam für eine konstruktive Zusammenarbeit mit dem lokalen Gesundheitsamt ist es, eine gute fachliche Basis zu etablieren. Bei äußerst knappen Personalressourcen können in den ländlichen Gesundheitsämtern die fachlichen Kompetenzen im Bereich psychischer Gesundheit, noch dazu bei Patient*innen aus anderen Kulturen, fehlen. Ein Ziel von TAFF ist es, hier als fachlicher Ansprechpartner wahrgenommen zu werden, der das Gesundheitsamt dabei unterstützt, Klient*innen zu identifizieren, die besonderen Unterstützungsbedarf aufweisen. Gerade bei der Einschätzung, welche Verhaltensweisen der Klient*innen krankheits- bzw. kulturbedingt sein könnten, kann eine Beratung durch TAFF dazu beitragen, dass Behörden im Rahmen ihrer Möglichkeiten angemessene Entscheidungen treffen und z. B. nicht Krankheitssymptomatik mit mangelnder Mitwirkungsbereitschaft der Klient*innen gleichsetzen und Sanktionen verhängen, die eine psychologische Abwärtsspirale verstärken. Bei Bedarf besteht hier ebenfalls die Möglichkeit, geeignete Schulungen in den Behörden (nicht nur im Gesundheitsamt) über das überregionale TAFF-Netzwerk zu organisieren, um z. B. für das Erkennen von psychischen Erkrankungen und/oder die spezifischen kulturellen Hintergründe der Klient*innen zu sensibilisieren. Dies gibt den Behördenmitarbeiter*innen mehr Sicherheit im Umgang mit Klient*innen und erhöht die Wahrscheinlichkeit, dass auch andere Stellen (z. B. das Ausländeramt) hilfsbedürftige Klient*innen erkennen und diese an TAFF zur Abklärung weiterleiten.

In der praktischen Arbeit bewährte es sich, einzelne Fälle gelungener und schwieriger Zusammenarbeit gemeinsam zu analysieren und im Sinne eines Good Practice schnelle und effiziente Herangehensweisen und Prozesse für die zukünftige Kooperation zwischen TAFF und den jeweiligen Behörden zu entwickeln. Im Austausch mit Behördenmitarbeiter*innen kann es wichtig sein, den Nutzen solcher, im ersten Schritt als Zusatzarbeit empfundenen Abstimmungen aufzuzeigen: Dieser besteht unter anderem in einem mittelfristig reduzierten Arbeitsaufwand durch weniger Klärungsbedarf, Konflikte und Drehtüreffekte und eine psychische Entlastung, wenn für die Klient*innen schneller passende Maßnahmen in die Wege geleitet werden.

Praktische Erfahrungen

Das Interesse an einem solchen Austausch und an der Vorstellung von TAFF kann bei den lokalen Behörden unterschiedlich ausgeprägt sein. Die Erfahrungen reichen von finanzieller Unterstützung und Etablierung psychiatrischer Sprechstunden für Geflüchtete im Gesundheitsamt und Kooperationsvereinbarungen bis hin zum Ignorieren der Anfragen und Angebote. Folgende Aspekte erwiesen sich oft als hilfreich, wenn es zunächst kein aktives Interesse von Seiten der lokalen Behörden gibt:

- Verweisen auf die Arbeit von TAFF an verschiedenen Standorten, die langjährige Erfahrung, auf das evaluierte und von staatlicher Seite prämierte Konzept. Zusätzlich können Personen aus der überregionalen Leitungsebene von TAFF eingebunden werden;
- Verweisen auf Ämter aus anderen TAFF-Regionen, mit denen eine gute Kooperation besteht, diese als Kontakt und Referenz angeben;
- Überprüfen, inwieweit die Kontaktanfrage an die jeweiligen Ämter nicht von Leitungsebene des lokalen Trägers erfolgen sollte, sondern stattdessen direkt von den Berater*innen;
- bereits vertraute Kontaktpersonen im Amt um Rat bitten, wie eine geeignete Vorstellung aussehen könnte;
- lokale (Dauer-)Überlastung der Gesundheitsämter, insbesondere seit der Coronapandemie, im Blick haben und bei der Kontaktaufnahme mitberücksichtigen.

5.5 Aufbau eines Sprach- und Kulturmittler*innen-Pools

Der Aufbau eines Pools an Sprach- und Kulturmittler*innen ist essenziell für die Arbeit von TAFF. Es gilt erfahrungsgemäß, bestimmte Besonderheiten bei Gewinnung, Auswahl und Finanzierung zu beachten.

Gewinnung

Der Aufbau eines Sprach- und Kulturmittler*innen-Pools für psychotherapeutisch bzw. sozialberaterische Kommunikationssituationen samt dessen Anschubfinanzierung kann oft einen schnell spürbaren Effekt der Initiative in der Region auslösen und deren Unterstützung auch in anderen Aktivitätsfeldern fördern. In nahezu allen Regionen mangelt es an ausgebildeten Sprach- und Kulturmittler*innen für den Gesundheitsbereich und insbesondere für den psychotherapeutisch bzw. sozialberaterischen Bereich. Daher sammeln die TAFF-Berater*innen begleitend zum Kontaktaufbau mit allen lokalen Institutionen Kontaktdaten von geeigneten (zur Auswahl siehe Abschnitt 6.1) und potentiell interessierten Laiendolmetscher*innen, die dort bisher eingesetzt wurden. Teilweise sind von Integrationsbeauftragen, Landratsämtern oder Beratungsstellen bereits Pools an Laiendolmetscher*innen angelegt – manchmal sogar Schulungen im Rahmen anderer Projekte (z. B. Mimi, Kulturdolmetscher) durchgeführt worden. Laiendolmetscher*innen aus diesen Pools gilt es anzusprechen und auf die Möglichkeit einer kostenfreien Weiterqualifikation zur bzw. zum TAFF-Sprach- und Kulturmittler*in aufmerksam zu machen (Inhalte und Aufbau der Fortbildung werden im Abschnitt 8.1 erläutert). Ziel der Maßnahme ist es, einen Pool an qualifizierten, fachlich betreuten Sprach- und Kulturmittler*innen aufzubauen, der durch zahlreiche Angebote (kontinuierliche Supervision, Fortbildungen, Stammtische, usw.) unterstützt und betreut wird.

Auswahl

Die Auswahl der Sprach- und Kulturmittler*innen für das Fortbildungsprogramm ist sowohl aus fachlicher wie auch finanzieller Hinsicht geboten: Die Arbeit als Sprach- und Kulturmittler*in im psychotherapeutischen bzw. psychiatrischen Bereich kann sehr belastend sein und an eigene Flucht- und Migrationserfahrungen der Sprach- und Kulturmittler*innen rühren. Dies gilt es in Auswahlgesprächen deutlich zu machen und neben einer Prüfung der sprachlichen Eignung auch eine realistische Darstellung der Tätigkeit samt Erwartungsabklärung der Interessent*innen vorzunehmen. Dies macht sowohl aus Gründen der Qualitätssicherung, der Fürsorge, aber auch aus finanziellen Gründen Sinn: Es ist weder für die angehenden Sprach- und Kulturmittler*innen noch für die finanzierende Institution erstrebenswert, dass die Ausbildung begonnen oder durchlaufen wird, aber danach ein Einsatz als Sprach- und Kulturmittler*innen nicht erfolgen kann, weil keine entsprechende Eignung vorliegt. Im Online-Material finden Sie eine Checkliste zum Qualifikationsprofil von Sprach- und Kulturmittler*innen mit Soll- und Muss-Kriterien. Selbstverständlich kann auch durch einen guten Auswahlprozess nicht verhindert werden, dass sich erst in der Praxis zeigt, dass Personen weniger für die Tätigkeit als Sprach- und Kulturmittler*in geeignet sind. Ebenso wird es manchmal der Fall sein, dass man sich trotz aller Qualitätskriterien pragmatisch entscheidet und eine*einen Sprach- und Kulturmittler*in für eine benötigte Sprache einsetzt – selbst wenn diese*dieser nicht alle Kriterien erfüllt –, statt den Klient*innen gar nicht helfen zu können. Die Inhalte und Konzeption der Schulungen der Sprach- und Kulturmittler*innen stellen wir im Kapitel 8.1 vor.

Finanzierung

Da die Tätigkeit eines*einer Sprach- und Kulturmittler*in hohe professionelle Anforderungen mit sich bringt, steht es im Rahmen der Herangehensweise von TAFF außer Frage, dass eine Entlohnung erfolgen muss, die über eine reine Aufwandsentschädigung hinausgeht. Qualifizierte Sprach- und Kulturmittler*innen verfügen über eine Reihe von Kompetenzen (vgl. Kapitel 8.1), die Lai*innen so nicht vorweisen, die aber für den Erfolg einer Therapie unabdingbar sind – deshalb sollte die Tätigkeit wie jede andere entlohnt werden. Außerdem erleichtert eine Bezahlung den Sprach- und Kulturmittler*innen, sich stärker emotional abzugrenzen und ihr Handeln nicht als persönliche Hilfe für Landsleute zu interpretieren, sondern als professionelle Leistung, die nicht über das Übersetzen hinausgeht (d. h., dass keine persönliche Kontaktaufnahme außerhalb der Beratung oder Therapie erfolgt) (Abdallah-Steinkopff, 2006; Opraus, 2003). Gerade im psychotherapeutischen Einsatzbereich kommt dieser Abgrenzung eine große Bedeutung für die Psychohygiene der Sprach- und Kulturmittler*innen zu.

Um den Dienst der Sprach- und Kulturmittler*innen in der Region langfristig aufrechterhalten zu können, muss eine regionale

(Mit-)Finanzierung angestrebt werden, bis eine bundes- oder landesweite Schließung dieser Finanzierungslücke erfolgt. Es empfiehlt sich, dieses Thema schon frühzeitig am Runden Tisch zu platzieren und dann lokale Lösungsmöglichkeiten zu entwickeln. Im Rahmen von TAFF entstanden dabei unterschiedliche Modelle, wie z. B. die Schaffung eines lokalen Fonds zur Finanzierung der Sprach- und Kulturmittler*innen im psychotherapeutischen Setting in den unterschiedlichen Institutionen (Landkreis, Stadt, Sozialträger usw.). Es erfolgt ein jährlicher Rechenschaftsbericht gegenüber den Geldgebern und, falls notwendig, Anpassungen der Fördersummen.

Praktische Erfahrungen

Der Aufbau des Pools kann praktische Schwierigkeiten mit sich bringen, denn gelegentlich werden die »eigenen« Sprachmittler*innen durch die jeweiligen Institutionen als knappe Ressource sehr gehütet, um nicht selbst das Nachsehen zu haben, wenn andere Einrichtungen auf diese zurückgreifen. Das kann die Gewinnung von Sprach- und Kulturmittler*innen erschweren, daher sollten solche Befürchtungen am Runden Tisch oder im unmittelbaren Kontakt mit den jeweiligen Institutionen geklärt werden, so dass ihnen durch geeignete Maßnahmen vorgebeugt werden kann. Die durch TAFF erfolgende Bezahlung der Sprach- und Kulturmittler*innen kann ebenfalls Befürchtungen auslösen, nämlich dass auf Seiten der Sprach- und Kulturmittler*innen nun generell finanzielle Begehrlichkeiten geweckt werden, denen andere Institutionen nicht gerecht werden können. Diese Konkurrenzdynamik gilt es anzusprechen und ihr durch transparente Regeln und offene Kommunikation entgegenzuwirken.

Eine weitere Herausforderung besteht darin, die Sprach- und Kulturmittler*innen im Pool zu halten. Nicht alle Sprachen werden im gleichen Maße benötigt, weshalb manche Sprach- und Kulturmittler*innen lange auf Einsätze warten müssen, was dazu führen kann, dass die Motivation sinkt oder Ausbildungsinhalte vergessen werden. Wegzug, Abschiebung und veränderte Arbeitssituationen beeinflussen ebenfalls die Verfügbarkeit von Sprach- und Kulturmittler*innen. Dies macht gesonderte Aktivitäten zur Pflege des Sprach- und Kulturmittler*innen-Pools notwendig: Kontakt halten durch regelmäßige Treffen, Weiterbildungen anbieten, Wertschätzung durch gezielte Aktionen zeigen und neue Sprach- und Kulturmittler*innen an den Pool heranführen sind nur eine kleine Auswahl an Aktivitäten, um den Pool aktiv und qualifiziert zu halten (siehe auch Ausführungen zur praktischen Arbeit einer Kontakt- und Koordinierungsstelle in Kapitel 6).

5.6 Psychotherapeut*innen und Psychiater*innen: Gewinnung und Qualifizierung

Zu Beginn des TAFF-Projektes 2014/2015 stand im Zentrum der Aktivitäten der Kontakt- und Koordinierungsstelle die Gewinnung und Qualifizierung niedergelassener Psychotherapeut*innen und Psychiater*innen für die Arbeit mit Geflüchteten und die Qualifizierung von Sprach- und Kulturmittler*innen für diesen Aufgabenbereich. Nach wie vor handelt es sich hierbei um Hauptziele, allerdings hat die Erfahrung gezeigt, dass sich die Gewinnung der Niedergelassenen, insbesondere, nachdem das Thema in den Jahren nach den großen Fluchtbewegungen von 2015 nicht mehr so präsent und positiv in der öffentlichen Wahrnehmung war, deutlich schwieriger gestaltet. Deswegen erachten wir es zwar nach wie vor als wichtig, die Anstrengungen in diesem Bereich aufrechtzuerhalten, aber die Erwartungen, was den Aufbau eines Therapeut*innen-Netzwerks angeht, müssen realistisch betrachtet und reduziert werden.

Empfehlungen für das Erreichen von Psychotherapeut*innen und Psychiater*innen

Folgende Herangehensweisen werden im Rahmen vom TAFF gewählt, um niedergelassene Psychotherapeut*innen und Psychiater*innen zu erreichen:

- Sammlung der Kontaktdaten aller niedergelassenen Psychotherapeut*innen und Psychiater*innen aus den unterschiedlichen Datenbanken (Psychotherapeutenkammer, BDP, Ärzteverzeichnisse). Dabei liegt der Fokus auf Psychotherapeut*innen mit Kassensitz oder Approbation, um die Finanzierung bei etwaigen späteren Therapien über das Sozialamt bzw. die Krankenkassen sicher zu stellen. Gleichzeitig erfolgt eine Qualitätssicherung der Arbeit von TAFF durch die konservative Auswahl an kooperierenden Therapeut*innen, indem nur Therapeut*innen mit einer Ausbildung in sogenannten anerkannten Therapieformen für die Einzeltherapie angesprochen werden.

- Anschreiben aller niedergelassenen Therapeut*innen, um diese über TAFF und die geplanten Aktivitäten zu informieren und für die Beteiligung zu werben. In dem Schreiben wird eine Infoveranstaltung (im Rahmen der Qualitätszirkel oder zentral, s. u.) angekündigt, für die bei Interesse eine Einladung zugeht.
- Direkter Anruf bei den Therapeut*innen, von denen kein Rücklauf erfolgt, mit dem Angebot, etwaige Fragen zu klären.
- Zeitgleich empfiehlt es sich, auf die Sprecher*innen der lokalen Qualitätszirkel zuzugehen, um TAFF im Rahmen der dort stattfindenden Treffen vorzustellen und gleichzeitig, um die Mitwirkung zu werben und etwaige Bedenken und Hinderungsgründe zu erfragen, die durch TAFF ausgeräumt und aufgefangen werden können.
- Bei starkem Engagement der lokalen Behörden, insbesondere des Gesundheitsamtes, können Informationen auch über deren Kommunikationskanäle (zusätzlich) verschickt werden.
- Sollte über die lokalen Qualitätszirkel kein Zugang zu den Therapeut*innen möglich sein, kann alternativ eine zentrale Informationsveranstaltung ausgerichtet werden. Hier ist allerdings zu beachten, dass die Nachfrage und Beteiligung an einer derartigen Informationsveranstaltung möglicherweise eher gering ausfallen könnten. Hinzu kommt, dass an diesem offenen Format möglicherweise auch Therapeut*innen ohne Approbation teilnehmen, die nur in eingeschränktem Maße, z. B. nur in Gruppenangeboten im Rahmen von TAFF, eingebunden werden können. Um keine falschen Erwartungen zu wecken, sollte in dieser Veranstaltung offen und transparent über die eingeschränkten Einsatzmöglichkeiten von nicht-approbierten Therapeut*innen im Rahmen von TAFF informiert werden.
- Den interessierten Therapeut*innen werden in einem nächsten Schritt von TAFF organisierte und von der Psychotherapeuten-Kammer anerkannte Fortbildungen zur Arbeit mit Geflüchteten angeboten (durch den Kooperationspartner Refugio München).

Diese umfassen vier verschiedene Themenschwerpunkte, deren detaillierte inhaltliche Ausrichtung dem Kapitel 8.2 entnommen werden kann:

- Migration und Flucht,
- kultursensible Therapie,
- »Therapie in der Triade«: Arbeiten mit Sprach- und Kulturmittler*innen,
- Traumatherapie (optional).

Die Teilnahme an diesen Fortbildungen wird bewusst kostengünstig ermöglicht, um die Zugangsschwelle niedrig zu halten. Die Veranstaltungen sind auch offen für Therapeut*innen, die bereits Geflüchtete behandeln oder solche, die sich unsicher sind und in einen Erfahrungsaustausch treten möchten, wie eine ambulante Therapie mit Geflüchteten aussehen und gelingen könnte.

Durch die Anerkennung der Fortbildungen durch die Psychotherapeutenkammer werden bei der Teilnahme Fortbildungspunkte zuerkannt. Damit wird eine extrinsische Motivation zur Teilnahme an den Fortbildungen geschaffen.

Im günstigen Fall wirken die Fortbildungen netzwerkbildend, indem sich die fachlichen Akteur*innen in der Region im Rahmen der Fortbildungen immer wieder treffen, austauschen und weiterentwickeln können. Eine besondere Rolle kommt dabei der Veranstaltung »Therapie in der Triade« zu, an der auch die lokalen Sprach- und Kulturmittler*innen teilnehmen und sich dort Sprach- und Kulturmittler*innen sowie Therapeut*innen kennen lernen können.

Als Fortführung des lokalen Expert*innen-Netzwerkes und gleichzeitig als fachliche Notwendigkeit und Stützung ist das Angebot einer lokalen Supervision für die Therapeut*innen zu sehen. Dieses wird durch die Kontakt- und Koordinierungsstelle organisiert und ist bei einem eher kleinen Therapeut*innenkreis oft ein erfolgversprechenderer Zugang, konzipiert als Fortbildungen in Form der aufgeführten Seminare.

Praktische Erfahrungen

Wie schon eingangs erwähnt, gestaltet sich die Akquise von niedergelassenen Therapeut*innen oft als schwierigstes Element in der

Netzwerkarbeit. Selten lassen sich alle Maßnahmen wie hier beschrieben umfänglich umsetzen. Manchmal müssen Fortbildungen abgesagt werden, weil sich zu wenige Teilnehmer*innen anmelden, die Organisation von Supervisionen kann sich mühsam gestalten, weil diese schwer mit dem normalen Praxisalltag der Therapeut*innen vereinbar sind, oder die Arbeit mit den Geflüchteten und Behörden erweist sich als frustrierend für Therapeut*innen, die sich dann unter Umständen von TAFF nicht genug unterstützt und wertgeschätzt fühlen.

Entscheidend für eine gewinnbringende Zusammenarbeit scheint es zu sein, ob es gelingt, mögliche Bedenken auszuräumen. Dazu gehört unter anderem die Befürchtung, dass eine Therapie mit Sprach- und Kulturmittler*innen nur schwer oder nicht möglich ist. Hier gilt es, auf das entsprechende Fortbildungsangebot (s. o.) aufmerksam zu machen. Bisweilen gibt es auch die Befürchtung, den Themen, die stark traumatisierte Geflüchtete mitbringen, nicht gewachsen zu sein und möglicherweise eine Kotraumatisierung zu riskieren. Um dieser Gefahr beizukommen, organisiert TAFF bei Bedarf entsprechende Intervisions- und Supervisionsangebote. Weitere Bedenken bestehen bezüglich der Abrechnung: Manche Therapeut*innen fürchten, diese könne noch komplexer sein als die sonst üblichen Abrechnungsformen. Aber auch hier bieten die TAFF-Berater*innen ihre Unterstützung an. Um diesen Bedenken noch auf einer anderen Ebene zu begegnen, hat TAFF auch einen Film zur Arbeit von TAFF gedreht, bei dem auch eine für TAFF tätige Therapeutin von ihren Erfahrungen berichtet[4].

Dennoch sehen wir es als zentrale Aufgabe von TAFF, auf eine Öffnung der lokalen ambulanten psychotherapeutischen Versorgung für Geflüchtete hinzuarbeiten, wie es unseres Wissens in keiner anderen Initiative oder keinem anderen Projekt konsequent verfolgt wird. Selbstverständlich kann eine grundsätzliche Unterversorgung im psychotherapeutisch-psychiatrischen Bereich gerade auch im nichturbanen Raum nicht allein so behoben werden. Gleichzeitig

4 Der Film kann abgerufen werden unter: https://www.youtube.com/watch?v=0ekwM8rzN-U (Zugriff am 04.07.2022).

sind dafür überregionale politische Aktivitäten und Gespräche auf Verbandsebene notwendig. Auf diesen Ebenen wird man jedoch eher wahrgenommen und gehört, wenn man auf den praktischen Erfahrungsschatz und konkrete Zahlen wie im Rahmen von TAFF zurückgreifen kann. Abgesehen davon kann allein die Gewinnung von drei bis vier Therapeut*innen regional schon einen beträchtlichen Unterschied machen, von der individuellen Verbesserung für die Patient*innen, die so zu einem Therapieplatz kommen, ganz zu schweigen.

Da die Therapeut*innen-Gewinnung eher einen Marathon als einen kurzen Sprint darstellt, und da das lokale Therapeut*innen-Netzwerk allein nicht trägt, hat sich das TAFF-Konzept zusehends von der Fokussierung auf die Therapeut*innen gelöst und in einen Stepped-Care-Ansatz gewandelt (Bower u. Gilbody, 2005; Schellong, Epple, Weidner u. Möllering, 2016; Schneider, Bajbouj u. Heinz, 2017; Sukale, Rassenhofer, Kirsch u. Pfeiffer, 2020). Niedrigschwellige erste Angebote wie individuelle Beratung, therapeutische Interventionen und Stabilisierung durch die TAFF-Berater*innen werden ergänzt durch niedrigschwellige Gruppenangebote und Zusammenarbeit mit anderen Beratungsinstitutionen. Erst auf den letzten Stufen dieses Ansatzes sollen einzelne Klient*innen in eine ambulante Therapie oder gar einen therapeutischen Klinikaufenthalt vermittelt werden. Dies soll zum einen schnellere Interventionen, auch kleinere Interventionen ermöglichen und zum anderen dem Umstand Rechnung tragen, dass die lokale Versorgungsstruktur die intensivste Form der Behandlung nur für eine sehr begrenzte Anzahl an Klient*innen zur Verfügung stellen kann.

5.7 Geflüchtete: Angebot von Einzelberatung, Stabilisierung und Gruppenmaßnahmen

Die Zielgruppe aller Aktivitäten von TAFF sind die Geflüchteten selbst. Diese finden in der Kontakt- und Koordinierungsstelle eine erste Anlaufstelle, die sie berät, welche Form der Unterstützung für sie sinnvoll und hilfreich wäre.

Vorgehen bei der Wahl des Settings für Geflüchtete

Aus einer ersten Anamnese erfolgt dann je nach Bedarf eine unmittelbare Intervention durch die TAFF-Berater*innen oder eine entsprechende Weiterverweisung an Ärzte und Ärztinnen, Beratungsstellen, Kliniken oder niedergelassene Therapeut*innen. Die Erweiterung des Versorgungsnetzwerkes im ambulanten psychotherapeutischen Bereich geschieht allerdings meist langsam und in kleinen Schritten, da unter den niedergelassenen Therapeut*innen erfahrungsgemäß eher engagierte Einzelpersonen gewonnen werden und selten eine große Anzahl der niedergelassenen Therapeut*innen einer Region bereit ist, sich umfassend zu engagieren. Deshalb kommt den TAFF-Berater*innen, häufiger als dies im ursprünglichen Konzept vorgesehen war, eine unmittelbar stabilisierende Funktion für die Geflüchteten mit psychotherapeutischem Bedarf zu, die über ein reines Screening hinausgeht; dies war im ursprünglichen Modell von TAFF so nicht als Regel vorgesehen, die Erfahrungen der letzten acht Jahre zeigen jedoch die faktische Notwendigkeit. Gleichzeitig zeigen sich aber auch Vorteile dieser Herangehensweise: Denn nicht alle geflüchteten Menschen, die psychisch stark belastet sind, benötigen eine Therapie im engeren Sinne, vielmehr ist für manche Menschen das niedrigschwellige Angebot von TAFF ausreichend und kann die nötige Stabilisierung und Ressourcenaktivierung erzielen (vgl. dazu auch Kapitel 9 und Abschnitt 11.1). Das wiederum kann auch zu einer Entlastung des Therapeut*innen-Netzwerks beitragen, weil wirklich nur die Fälle an niedergelassene Therapeut*innen weitergeleitet werden, die wirklich eine Therapie benötigen. TAFF wiederum hilft, die Wartezeit auf einen Therapieplatz zu überbrücken.

Angesichts dieser stark fordernden Aufgaben bedarf es einer besonderen Stützung der TAFF-Berater*innen durch ein engmaschiges Supervisions- und Intervisionsangebot auf der einen Seite (vgl. Abschnitt 10.4) und einer Ausweitung von Gruppenangeboten für die Geflüchteten auf der anderen Seite. Im Rahmen dieser Gruppenmaßnahmen unterstützen die TAFF-Berater*innen entweder selbst mehrere Klient*innen mit ähnlichem Hilfsbedarf gleichzeitig oder es können zusätzlich niedergelassene Therapeut*innen effizient eingesetzt werden, indem sie Gruppenmaßnahmen durchführen. In den verschiedenen TAFF-Regionen wurden in den vergangenen Jahren zahlreiche Erfahrungen mit unterschiedlichen Gruppenangeboten gesammelt. Die Gruppenangebote richten sich nach dem Bedarf und auch nach den Kenntnissen derer, die Gruppen anbieten (können). Daher reichen die Angebote von eher niedrigschwelligen Angeboten zur Unterstützung im Alltag bis hin zu therapievorbereitenden oder Gruppen mit stärker therapeutischen Elementen (ein umfassender Überblick findet sich in Kapitel 9).

Praktische Erfahrungen

Häufig sind die lokalen Kapazitäten der psychotherapeutischen Versorgung ausgelastet und Klient*innen werden letztlich ausschließlich durch die TAFF-Berater*innen betreut und teilweise therapienah versorgt. Darüber hinaus besteht ein offenkundiger Mangel an geeigneten Institutionen für schwersterkrankte Geflüchtete, die eine stationäre Behandlung und Unterbringung benötigen – auch auf überregionaler Ebene. Hier sei ein Appell an politische Entscheidungsträger*innen gerichtet, sich nicht zuletzt aufgrund der langfristigen und weitreichenden Folgen (mangelnde Integration, generationsübergreifende Weitergabe psychischer Erkrankungen, Folgekosten durch Chronifizierung, Selbst- und Fremdgefährdung) dieser Problematik entschieden anzunehmen.

5.8 Ehrenamtliche Helferkreise: Kontaktaufbau, Qualifizierung, Zusammenarbeit und Beratung

Neben den Flüchtlings- und Integrationsberater*innen stellen ehrenamtliche Helfer*innen meist die unmittelbaren Kontaktpersonen für die Geflüchteten dar, die sie in unterschiedlichsten Lebensbereichen unterstützen und erleben. Sie sind oft die ersten Bezugspersonen aus der Mehrheitsgesellschaft und stehen den Geflüchteten zur Seite, wenn diese geeignete Anlaufstellen für ihre Belange und Bedürfnisse suchen. Daher spielen sie im Netzwerk der Versorgung von psychisch erkrankten Geflüchteten eine bedeutsame Rolle was die frühzeitige Erkennung von psychischen Problemen angeht sowie das Weiterleiten der Klient*innen zur Abklärung des Therapiebedarfs an geeignete Stellen.

Es darf jedoch keine Rollenerwartung an Ehrenamtliche sein, dass sie psychische Erkrankungen erkennen (oder gar auffangen) müssten. Allerdings erleben es Ehrenamtliche oft als Entlastung, wenn sie durch mehr Wissen und einen niedrigschwelligen Zugang zu Fachkräften im Bereich der psychischen Gesundheit gezielter und schneller die von ihnen wahrgenommene Verantwortung in professionelle Hände legen können. Damit dies gut gelingen kann, bieten sich folgende Maßnahmen in Bezug auf die Zusammenarbeit mit Ehrenamtlichen an:

- Persönliche Vorstellung, Kontaktaufbau und Kontaktpflege in den Helferkreisen durch die TAFF-Berater*innen. Im Zentrum steht neben dem persönlichen Kennenlernen, Informationen über die Arbeitsweise der Kontakt- und Koordinierungsstelle zu geben und Wünsche oder Bedarfe von Seiten der Ehrenamtlichen aufzunehmen.
- Angebot und Finanzierung von Schulungen für die Ehrenamtlichen in den Bereichen »Sensibilisierung für psychische Erkrankungen« und »interkulturelle Sensibilität« durch Fachkräfte aus dem regionalen oder überregionalen Netzwerk.
- Angebot der Beratung und Supervision von Ehrenamtlichen durch die TAFF-Berater*innen. Gerade bei belastenden Fällen psychisch erkrankter Geflüchteter ist es wichtig, dass ein Beratungs- und Supervisionsangebot für Ehrenamtliche besteht. Oft wird eine allgemeine Supervision schon im Rahmen der Ehrenamtsbetreuung durch Sozialträger angeboten – dies hat jedoch nicht den Schwerpunkt auf psychischen Erkrankungen. Diese Lücke sollte über TAFF, wenn nötig, geschlossen werden – vor allem, da die Ehrenamtlichen, die einen psychisch erkrankten Geflüchteten begleiten, in der Regel schon im persönlichen Kontakt mit den TAFF-Berater*innen stehen und so eine Beratung zielgenauer erfolgen kann.

Ziel ist es, die Zugangsschwelle zur Kontakt- und Koordinierungsstelle für Ehrenamtliche (und Geflüchtete) möglichst niedrig zu halten und gleichzeitig die Wahrscheinlichkeit zu erhöhen, dass hilfsbedürftige Geflüchtete möglichst passgenau von Ehrenamtlichen an die Kontakt- und Koordinierungsstelle weitergeleitet werden. Nicht selten übernehmen Ehrenamtliche bei der weiteren professionellen Betreuung eines Falles wieder eine unterstützende Rolle im Rahmen ihres Ehrenamtes und begleiten z. B. die Klient*innen zu Ärzt*innen, Beratungsstellen oder zur Klinik.

Im Bereich der Arbeit mit Ehrenamtlichen gilt ebenfalls der TAFF-Grundsatz: Ergänzung des Bestehenden – sofern nötig. Da die Betreuung von Ehrenamtlichen meist durch Sozialträger oder Behörden, wie z. B. Landratsämter, erfolgt, werden und wurden von dieser Seite ebenfalls Schulungen zur ehrenamtlichen Arbeit mit Geflüchteten angeboten. Um koordiniert, effizient und nicht konkurrierend vorzugehen, ist selbstverständlich eine Abstimmung mit der bestehenden Ehrenamtskoordination empfehlenswert, bevor Aktivitäten eingeleitet werden.

5.9 Beratung von Institutionen und Aufbau von Kooperationen

Wenn TAFF länger in einer Region aktiv ist, werden erfahrungsgemäß auch häufiger Beratungs- und Unterstützungsleistungen von verschiedenen Institutionen angefragt, wie z. B. Schulen, Kindergärten, Wohnheimen/Wohngruppen für Jugendliche. Die Unterstützungsangebote fokussieren sich zum einen auf die Beratung und Schulung des pädagogischen Personals und richten sich zum anderen direkt an psychisch belastete Schüler*innen, denen z. B. psychoedukative Workshops zum besseren Verstehen und Bewältigen psychischer Probleme angeboten werden. Dabei können oft bewährte und evaluierte Gruppenformate, wie in Kapitel 9.2 beschrieben wird, adaptiert und eingesetzt werden. In manchen Regionen, in denen es enge Kooperationen mit Fachkliniken oder Psychiatrien vor Ort gibt, wenden sich diese mit der Bitte um Nachsorge von entlassenen Patient*innen an die Kontakt- und Koordinierungsstelle. Dem kommt für Geflüchtete eine besondere Bedeutung zu, da diese noch sehr viel weniger als einheimische Patient*innen auf ein stützendes soziales Netzwerk und Perspektiven zurückgreifen können, weshalb das Rückfallrisiko deutlich erhöht ist.

6 Arbeit einer Kontakt- und Koordinierungsstelle am Beispiel Allgäu

Im Jahr 2015 startete in Oberfranken und im Allgäu in sogenannten Modellregionen die konkrete Umsetzung des TAFF-Konzeptes in die Praxis. In diesen Modellregionen wurde das Konzept erprobt, evaluiert und in einer reflexiven Praxis angepasst und weiterentwickelt. Diese Herangehensweise wurde mittlerweile auf alle Regionen ausgedehnt.

Im Folgenden beschreiben die TAFF-Berater*innen aus dem Allgäu aus ihrer Erfahrung heraus, wie sich die TAFF-Arbeit in der alltäglichen Praxis darstellt und über die Jahre entwickelt hat. Dabei treten logischerweise thematische Doppelungen zu dem vorangegangenen konzeptionellen Kapitel auf. Diese sind bewusst so belassen, um den Leser*innen möglichst unmittelbar die Perspektiven aus Konzeption und Umsetzung zugänglich zu machen. Diese sind oft deckungsgleich, unterscheiden sich manchmal in Nuancen oder weisen an einzelnen Stellen eine deutlich unterschiedliche Gewichtung auf.

6.1 Entstehung

Der Ursprung der Netzwerkarbeit von TAFF liegt in der Steuerungsgruppe und im lokalen Runden Tisch zeitlich noch vor dem Aufbau der Kontakt- und Koordinierungsstellen, an dem unterschiedliche Akteur*innen aus der Asylsozialarbeit, aus dem psychiatrisch bzw. psychotherapeutischen Umfeld, dem Bezirkskrankenhaus (BKH) sowie Mitarbeiter*innen der Beratungsstellen, Behördenmitarbeiter*innen und den Ehrenamtskreisen teilgenommen hatten. Bereits in dieser Vorbereitungsphase wurden die zentralen Kontakte mit den psychosozialen Akteur *innen für ein künftiges TAFF-Netzwerk angebahnt.

Anfänglich waren die Kontakt- und Koordinierungsstellen (KuK-Stellen) in den zentralen Flüchtlingsunterkünften in Kempten (Freudental) und Sonthofen (Salzweg) positioniert. Dies hatte in der

Startphase auch den Vorteil, die Lebensverhältnisse der Geflüchteten vor Ort kennenzulernen und mit ihnen in Kontakt zu treten. Im Lauf der Monate kristallisierten sich jedoch auch Nachteile einer derartigen Verortung heraus, da die Beratungsstellen immer mehr durch die psychosozialen Gesamtanliegen der Heimbewohner*innen absorbiert wurden und Ratsuchende aus anderen Teilen der Region und Einrichtungen weniger Zugang zu TAFF hatten. Diese Isolation in den örtlichen Zentralunterkünften war einer weiteren Verbreitung des Angebots in den jeweiligen Bereichen Kempten/nördlicher Landkreis sowie südlicher Landkreis eher abträglich. Mittlerweile sind die Kontakt- und Koordinierungsstellen in einer dezentralen Einrichtung in Kempten mit der Zuständigkeit Kempten und nördlicher Landkreis Oberallgäu sowie in Immenstadt in den Räumen des örtlichen Sozialpsychiatrischen Diensts mit der Zuständigkeit für den südlichen Landkreis verortet. Sie befinden sich in zentraler Lage und sind dadurch auch für Ratsuchende im regionalen Umkreis gut erreichbar. Diese Erreichbarkeit ist für die Inanspruchnahme eines niedrigschwelligen und unbürokratischen Zugangs von zentraler Bedeutung für das TAFF-Konzept. Für viele Geflüchtete mit psychischen Problemen wurden so die KuK-Stellen die ersten Anlaufstellen für weitere stabilisierende und psychotherapeutisch orientierte Maßnahmen.

Methodisch ausschlaggebend für die psychosoziale Beratungstätigkeit ist neben der Stabilisierung auch ein psychosoziales Screening mit einer psychosozialen Befunderhebung, dessen Ergebnisse oftmals mit einer fachdienstlichen Stellungnahme an die kooperierenden Behörden weitergeleitet werden. So ist es im Lauf der Jahre den KuK-Stellen im Allgäu auch gelungen, zu zuverlässigen und vertrauenswürdigen Partnern in einem niedrigschwelligen, unbürokratischen Behandlungsverbund für Geflüchtete mit schweren psychischen Erkrankungen zu werden. Dabei spielte die Akzeptanz von TAFF Allgäu in der Stadt Kempten und im Landratsamt Oberallgäu in Sonthofen eine wichtige Rolle. Die vielen intensiven Informations- und Kooperationsgespräche mit dem Ausländeramt, der Integrationsbeauftragten und dem Gesundheitsamt trugen maßgeblich zu dieser Vertrauensbildung bei.

Mit Beginn des Jahres 2020 ist es gelungen, TAFF Allgäu mit der Gründung einer KuK-Stelle in Marktoberdorf zu erweitern und die bislang gemachten Erfahrungen auch für die Versorgung von Geflüchteten im Ostallgäu nutzbar zu machen. Hierbei kommt die Kooperation mit den psychosozialen Fachstellen im Ostallgäu, insbesondere mit dem BKH Kaufbeuren, zum Tragen. Im Anschluss an eine Informationsveranstaltung im BKH wurde zuletzt eine strukturelle Kooperation von TAFF mit der dortigen Psychiatrischen Institutsambulanz auf den Weg gebracht. Damit wurde der Entwicklungsprozess von TAFF im Allgäu auf eine neue Ebene der Kooperation und Vernetzung gebracht.

6.2 Netzwerkarbeit

Das Kontaktieren verschiedener Gruppen für die Netzwerkarbeit zur Etablierung eines neuen regionalen TAFF-Standortes hat sich bewährt. Diese Gruppen und die jeweiligen kommunikativen Besonderheiten im Umgang mit diesen werden im Folgenden vorgestellt.

Niedergelassene Psychotherapeut*innen

In der Anfangsphase wurden die niedergelassenen Psychotherapeut*innen in der Region angeschrieben und nach ihrer Bereitschaft zur Zusammenarbeit mit TAFF befragt. Nach den Rückläufen wurden je nach dem Grad der Kooperationsbereitschaft weitere Kontakte und Einladungen mit den Kolleg*innen geplant, wodurch es hier schon zu einer Einengung des Interessent*innenkreises kam. In der Folgezeit wurden die gemeinsamen Fortbildungen mit den Referent*innen von Refugio München geplant und die interessierten Kolleg*innen eingeladen. Diese Fortbildungen (u. a. zur kultursensiblen Therapie und Beratung, zur interkulturellen Psychotherapie, zu Flucht und Traumatisierung, etc.) stießen auf ein reges Interesse der Kolleg*innen, welches die Basis für eine künftige Vernetzung darstellte. Während der Fortbildungen entwickelte sich eine Atmosphäre »lernender Organisation«, in der sowohl fachliche als auch informelle Kontakte zum Tragen kamen. Aus diesen Kontakten heraus entwickelte sich die Vorstellung von TAFF im therapeutischen Qualitätszirkel in Kempten und im südlichen Oberallgäu mit thematischen Schwerpunkten und der Möglichkeit zum fachlichen und informellen Austausch.

In der Folge veränderte sich jedoch die Kooperationsbereitschaft der psychotherapeutischen Kolleg*innen je nach den zur Verfügung stehenden Kapazitäten, aber auch mit der Komplexität der laufenden psychotherapeutischen Behandlungen, insbesondere wegen des hohen sozialberaterischen Bedarfs. Wir organisierten mit diesen Kolleg*innen Supervisionen mit Dozent*innen von Refugio München vor Ort, des Weiteren intervisorische Treffen im Kreis unseres TAFF-Teams. Hierbei trat die Thematik des gutachterlichen Bedarfs für geflüchtete Klient*innen in den Vordergrund.

Aus diesen unregelmäßigen intervisorischen Treffen mit den Therapeut*innen aus dem Netzwerk ist die Idee entstanden, ein regelmäßiges »TAFF-Forum« für Psychotherapeut*innen und Fachärzt*innen für Psychiatrie und Psychotherapie aus der Region anzubieten. Seit 2019 wird das Forum einmal im Quartal zum Austausch über spezifische Themen oder im Sinne einer kollegialen Beratung zur therapeutischen Arbeit mit Geflüchteten im Allgemeinen durchgeführt. Die Treffen finden im kleinen Kreis statt und ermöglichen einen fachlich qualitativ hochwertigen Austausch. Die Veranstaltung des regelmäßigen TAFF-Forums ermöglicht es auch, Therapeut*innen und Ärzt*innen anzusprechen, die bisher noch nicht Teil des aktiven Netzwerks waren.

Erfahrungen anderer Standorte

Ergänzend zur Gewinnung niedergelassener Psychotherapeut*innen machen manche TAFF-Standorte auch gute Erfahrungen mit dem Einbezug von Ergotherapeut*innen. Ergotherapie kann eingesetzt werden, um psychisch belastete Klient*innen bei der Alltagsgestaltung und bei der Lösung von Alltagsproblemen zu unterstützen. Die Ergotherapeut*innen, mit denen TAFF kooperiert, arbeiten mit spielerischen Methoden, es werden konkrete Handlungsplanungen für den Alltag (z. B. Schritt für Schritt Einkaufen, Kochen) sowie Entspannungsübungen und Ausdruckstraining eingesetzt. Dadurch, dass die Ansätze wenig sprachbasiert sind, erweisen sie sich vor allem für illiterate Klient*innen als hilfreich.

Beratungsstellen

Bei der Arbeit mit Geflüchteten stellt sich immer wieder heraus, dass diese Zielgruppe häufig von multiplen Problemen betroffen ist. Daher ist eine gute Vernetzung mit anderen Akteuren des Sozial- und Gesundheitswesens notwendig, was durch regelmäßige Teilnahme an verschiedenen Arbeitskreisen und Netzwerktreffen gewährleistet wird. Im Allgäu besteht eine gute Zusammenarbeit mit dem KoKi – Netzwerk frühe Kindheit, wo in Einzelfällen hochbelasteten Müttern mit Kleinkindern schnell weitergeholfen werden kann. Gerade bei Müttern mit Fluchthintergrund kommt es aufgrund von Traumatisierungen auf der Flucht oder im Heimatland zu unsicheren Bindungsstilen mit ihren Kindern, die sich negativ auf das Eltern-Kind-Verhältnis, aber auch auf die Entwicklung des Kindes auswirken und deshalb einer (möglichst frühzeitigen) therapeutisch-beraterischen Intervention bedürfen. Weitere Schnittstellen gibt es z. B. zum Kinderschutzbund, zur Erziehungsberatungsstelle, zu ProFamilia, zur Ehe- und Familienberatungsstelle sowie zur Suchtberatung.

Erfahrungen anderer Standorte

Eine enge Kooperation mit Beratungsstellen wird auch an anderen Standorten als wichtig erlebt, auch wenn der Kontakt zu anderen Trägern von Standort zu Standort unterschiedlich stark ausgeprägt ist. Zur Weitervermittlung an externe Stellen wie die Suchtberatung sind aber enge Kontakte meist von Vorteil. Hier empfiehlt sich ein regelmäßiger Austausch, der oft in Form unterschiedlicher Netzwerktreffen oder Teamsitzungen erfolgt.

Hausärzt*innen, psychiatrische und psychotherapeutische Praxen

Mit der Aufnahme der Beratungstätigkeit stellte sich sogleich die Bedeutung der Hausärzt*innen für die medizinische Versorgung von Geflüchteten heraus. Diese waren in unterschiedlichem Maß und Engagement in die medizinische Versorgung dieser Patient*innen involviert. In diesem Rahmen bahnten wir als TAFF-Team eine Vorstellung unseres Ansatzes in den Hausärztetreffen in Kempten und Oberallgäu an, wo dieser auf ein sehr großes Interesse gestoßen ist. Die Zusammenarbeit mit den Hausärzt*innen stellt eine weitere zentrale Achse der medizinischen Versorgung von Geflüchteten dar, die vor allen Dingen der Unterversorgung durch niedergelassene Psychiater*innen im südlichen Oberallgäu geschuldet ist. In der städtischen (Kemptener) Region stellt sich sowohl die fachärztlich psychiatrische als auch psychotherapeutische Versorgung als deutlich entspannter dar. Eine Überweisung von geflüchteten Klient*innen vom südlichen Oberallgäu (Sonthofen, Immenstadt, Oberstdorf) nach Kempten ist wegen der anfallenden erheblichen Fahrtkosten aber auch wegen der oftmals nicht einfachen Logistik (Bahnfahrt, zweimal Umsteigen in den Bus) nicht ohne Weiteres möglich. Hieraus erklären sich unter anderem auch die geringen Überweisungszahlen von Klient*innen aus ländlichen Gebieten in ärztliche Praxen in Kempten und Umland.

Erfahrungen anderer Standorte

An anderen Standorten wurde eine regelmäßige psychiatrische Sprechstunde für Geflüchtete organisiert. Dadurch wurde eine relativ kurzfristige Verweisung von Klient*innen an Psychiater*innen und gleichzeitig die Bereitstellung geeigneter Sprach- und Kulturmittler*innen ermöglicht.

Sozialpsychiatrischer Dienst und Bezirkskrankenhaus (BKH)

Für die Vernetzung im psychiatrischen und sozialpsychiatrischen Rahmen war die langjährige Tätigkeit eines psychologischen TAFF-Kollegen im Sozialpsychiatrischen Dienst Oberallgäu im Verbund mit dem BKH Kempten von großer Bedeutung. Das TAFF-Projekt erfuhr Unterstützung sowohl durch die ärztliche Klinikleitung als auch das Team des BKH Kempten. Im Rahmen von Fortbildungsveranstaltungen des BKH Kempten erhielten wir Gelegenheit, TAFF in seiner Gesamtheit vorzustellen und konkrete Möglichkeiten der Kooperation vor Ort mit den Kolleg*innen der Klinik zu erörtern. Auch nach dem Wechsel der ärztlichen Klinikleitung behielt die Kooperation mit dem TAFF-Team ihre wichtige Stellung als »Scharnierstelle« für die psychiatrische Behandlung von Geflüchteten. TAFF war in der Folgezeit sowohl bei der Aufnahme von Klient*innen mit Fluchthintergrund in Krisensituationen als auch im Sinne der Nachsorge nach der Klinikentlassung in mehreren Fällen nachhaltig kooperativ eingebunden. Die Vernetzung mit dem BKH Kempten und den Sozialpsychiatrischen Diensten in Kempten und Oberallgäu stellt weiterhin die wesentliche Kooperationsachse der TAFF-Initiative dar, die ständig aktualisiert und auf die personellen und konzeptionellen Veränderungen im BKH Kempten angepasst werden muss. Als wichtiges Ziel für die künftige Versorgung von Migrant*innen und Geflüchteten erachten wir die Einrichtung einer sogenannten Migrationsambulanz an der psychiatrischen Institutsambulanz des Bezirkskrankenhauses, die analog zur Migrationsambulanz in München die kliniknahe Fachlichkeit für diese Patient*innen mit spezifischem Bedarf zur Verfügung stellen und die Überleitung in die ambulante Versorgung mit bzw. über die Kontakt- und Koordinierungsstelle von TAFF herstellen könnte. Wir haben die Absicht, diese Zielstellung als nächstes im Rahmen des Gemeindespsychiatrischen Verbunds GPV Allgäu zu verfolgen.

Erfahrungen anderer Standorte

Psychiatrische Kliniken stellen auch an anderen Standorten wichtige Netzwerkpartner dar. Viele Klient*innen werden nach einem stationärem Aufenthalt in einer Klinik der Umgebung an die Berater*innen vermittelt oder umgekehrt. An einigen Standorten dienen die Kliniken auch als wichtige Austauschforen: TAFF-Berater*innen können das dortige Vortrags- oder Weiterbildungsangebot nutzen, was wiederum die Sichtbarkeit von TAFF erhöht. Zum Teil ergeben sich im Zuge des Austauschs auch Hospitationsmöglichkeiten, die für das wechselseitige Verständnis der Arbeit sehr förderlich sind.

Sprach- und Kulturmittler*innen (SKM)

Eine wichtige und tragende Säule des TAFF-Projektes sind die Sprach- und Kulturmittler*innen (SKM), die von TAFF in speziellen mehrtägigen Grund- und Aufbauschulungen für ihre Einsätze im psychotherapeutischen und psychiatrischen Bereich vorbereitet wurden.

Für die praktische Arbeit haben die SKM in den Schulungen besondere Techniken erlernt, die sich in den konkreten Gesprächssituationen als sehr hilfreich erwiesen haben. Neben den rein sprachlichen Kenntnissen ist auch das kulturelle Wissen sehr bedeutsam, da es häufiger zu Verständnisfragen kommen kann, die z. B. das Rollenbild der Frau, den Umgang mit psychischen Erkrankungen im Herkunftsland oder differierende Erziehungsstile betreffen.

Die Bearbeitung der Rechnungen der SKM, deren Aufkommen besonders bei Psychotherapiebegleitungen sehr hoch ist, erfolgt über die Kontakt- und Koordinierungsstelle.

Von besonderer Bedeutung ist die Kontaktpflege zu den SKM, was durch regelmäßige Treffen gewährleistet wird. So können Neuerungen in der Abrechnung zeitnah weitergegeben werden oder Bedürfnisse der SKM, wie z. B. Wünsche nach Fortbildung oder Supervision, aufgegriffen werden.

Erfahrungen anderer Standorte

Die Erfahrung aus den anderen Standorten soll an dieser Stelle mit einem wörtlichen Zitat einer TAFF-Beraterin illustriert werden, in dem auch die Aufwertung der Tätigkeit als Sprach- und Kulturmittler*in durch die Angebote von TAFF deutlich wird.

»Also des is auf jeden Fall sinnvoll diese Ausbildung für die (.) Sprach- und Kulturmittler. Des find ich echt super, dass es die gibt. Ned nur übersetzen irgendwie. (.) Macht auch mit dem Wir-Gefühl, macht was mit deren Selbstbewusstsein, macht was in der Anerkennung auch hier im Raum.«

Ehrenamtliche Helferkreise

Bei der TAFF-Vernetzung nahmen von Beginn an die Vorstellung der Initiative in den Flüchtlingshelferkreisen und die engmaschige Kooperation mit den Helfer*innen vor Ort einen großen Stellenwert ein. Insbesondere im eher ländlich geprägten südlichen Landkreis hatte die Verbindung mit den aktiven Helfer*innen zudem eine hohe logistische Bedeutung wegen der schweren Verkehrsverbindungen. Viele Klient*innen wurden bei der Erstvorstellung in der Kontakt- und Koordinierungsstelle von ihren ehrenamtlichen Helfer*innen begleitet und mit dem Auto gefahren. Dadurch wurden sie in den darauffolgenden Gesprächen in die Lage versetzt, ihre Ortskenntnisse zu verbessern, die öffentlichen Verkehrsmittel zu nutzen und so den Kontakt mit uns eigenständig zu gestalten. Darüber hinaus sind es oft die ehrenamtlichen Helfer*innen, die durch ihren engen Kontakt den psychosozialen Hilfebedarf in den Flüchtlingsfamilien als Erste feststellten. Behördliche Probleme, beengte Wohnverhältnisse, eheliche und familiäre Konflikte, Probleme in der Schule und am Arbeitsplatz werden oftmals von den ehrenamtlichen Helfer*innen und Alltagsbegleiter*innen frühzeitig erkannt. Diese stellten dann oftmals den Kontakt mit der TAFF-Beratungsstelle her.

Es lag auf der Hand, dass auch die Helfer*innen großen psychischen Belastungen ausgesetzt waren, die dann mit den TAFF-Berater*innen zur Sprache kamen. Durch die fortschreitende Integration der TAFF-Mitarbeiter*innen in die regionalen Helferkreise entwickelte sich neben der individuellen Fachberatung der Helfer*innen auch ein Angebot zu deren supervisorischer Unterstützung im Rahmen einer Familienpatengruppe, in der vor dem Hintergrund systemischer und interkultureller Sichtweisen aktuelle Probleme der Helfer*innen mit den Klient*innen erörtert wurden. Weitere Fortbildungsangebote für ehrenamtliche Helfer*innen wurden durch ein speziell entwickeltes Programm der Ehrenamtskoordination des Diakonischen Werks in Kempten zur Verfügung gestellt, in denen sowohl kulturelle und landesspezifische Schwerpunkte gesetzt als auch die Wahrnehmung und Auseinandersetzung mit der eigenen Rolle als ehrenamtliche Helfer*innen im Netzwerk gefördert wurden. Diese individuellen und Gruppenangebote hatten eine große Bedeutung für die Ehrenamtlichen im Sinne einer Burnout-Prophylaxe.

Darüber hinaus schuf die Integration des TAFF-Beraters mit türkischem Hintergrund in die Helferkreise des südlichen Oberallgäus die Möglichkeit, Vertreter*innen von Migrantenorganisationen in die ehrenamtlichen Aktivitäten einzubeziehen. Insbesondere war die Integration der Türkisch-Islamischen Gemeinde zusammen mit der evangelischen und katholischen Gemeinde in die Helferkreise für den Ausbau der Ökumene und für den interkulturellen und interreligiösen Dialog und Zusammenhalt im Oberallgäu von entscheidender Bedeutung. Die im Rahmen von TAFF erarbeiteten Kenntnisse und Strukturen im interkulturellen psychosozialen Bereich konnten den ehrenamtlichen Helfer*innen kultur- und konfessionsübergreifend zur Verfügung gestellt werden. TAFF Allgäu nimmt seit seinem Bestehen regelmäßig an den jährlichen Integrationskonferenzen des Landratsamts Oberallgäu teil und wirkt mit seiner Expertise an der konzeptionellen Entwicklung des Integrationsplans im Landkreis mit.

6.3 Beratung und Stabilisierung

In diesem Abschnitt werden die notwendigen Schritte für den Beginn einer Beratung – mittels der Kontaktaufnahme zu Institutionen, ärztlichem und sozialpädagogischem Personal sowie weiteren Helferzirkeln – beschrieben, mit dem Erstziel einer Stabilisierung der Klient*innen.

Erstkontakt

In den meisten Fällen erfolgt im Vorfeld des ersten persönlichen Kontakts eine Kontaktaufnahme über eine dritte Person. Das können z. B. ehrenamtliche Helfer*innen, Hauptamtliche anderer Beratungsstellen, Sozialpädagogische Familienhilfen, Hausärzt*innen oder Mitarbeiter*innen des Krankenhauses sein. Es kommt aber auch vor, dass Klient*innen selbst das Beratungsbüro aufsuchen und um einen Termin bitten. Im Vorfeld wird auch abgeklärt, ob die Hinzuziehung eines oder einer Sprach- und Kulturmittler*in (SKM) erforderlich ist.

Stabilisierung

Die Stabilisierung der geflüchteten Klient*innen zumeist mit schweren traumatischen Hintergründen steht bei der Kontaktaufnahme mit dem oder der TAFF-Berater*in im Zentrum der psychosozialen Beratungstätigkeit. Ängste, schwere Schlafstörungen, Flashbacks, Dissoziationen, Depressionen und sozialer Rückzug sind die markantesten Symptome der Klient*innen beim Erstgespräch. Dabei gilt es nicht nur sichere Rahmenbedingungen für eine tragfähige zwischenmenschliche Begegnung zu schaffen, sondern an Ort und Stelle psychosoziale Fachlichkeit zu bündeln und ein interdisziplinäres Hilfesystem mit Haupt- und Ehrenamtlichen anzusteuern. Die Kontaktaufnahme mit geflüchteten Klient*innen in psychischer Not erfordert große psychosoziale Fachkompetenzen vor dem Hintergrund interdisziplinärer und interkultureller Kooperation und ein hohes Maß an psychischer Belastbarkeit. Theorien und Techniken der systemischen Beratung und Therapie mit dem Schwerpunkt auf dialogischer Zusammenarbeit sowie auf Lösungs- und Ressourcenorientierung kommen hierbei insbesondere zum Tragen.

Psychische Stabilisierung der Klientel in komplexen Lebenslagen erfordert aber auch eine Haltung der Sensibilität und Achtsamkeit auf der Seite des oder der Berater*in. Diese gilt es, durch eine kooperative Reflexion im TAFF-Team aber auch darüber hinaus in Supervisionen und Fortbildungen immer wieder aufs Neue zu entwickeln und zu pflegen. Die Fachkompetenz des oder der TAFF-Berater*in kommt methodisch in der Entwicklung eines psychologischen und psychosozialen Screenings zum Ausdruck, in dem anamnestische Fragestellungen eine zentrale Rolle spielen. Das psychosoziale Screening wird idealerweise abgeschlossen durch die Feststellung des Hilfebedarfs und einer Empfehlung für den weiteren therapeutischen Verlauf. Der oder die TAFF-Berater*in steht vor der Aufgabe, seine bzw. ihre Erkenntnisse mit dem oder der Klient*in sozusagen als Case-Manager*in dem Helfersystem zur Verfügung zu stellen und den weiteren Behandlungsverlauf zu koordinieren.

Die kooperative, netzwerkorientierte Sichtweise des*der TAFF-Berater*in wird der Komplexität der Lebenssituationen der geflüchteten Klient*innen am ehesten gerecht, synergetisiert psychosoziale Fachlichkeit, baut dadurch aber auch Spannung sowohl im Helfersystem als auch bei den Klient*innen ab und trägt zu deren psychischer Stabilisierung bei. Fallbezogene Vernetzung und Koordination bekommen durch diese kollaborative Arbeitsform stabilisierenden Charakter. Psychoedukative Elemente (Umgang mit Depressionen und Dissoziationen, Strategien zur Affektregulation und Impulskontrolle, Verbesserung der Schlafhygiene, etc.) gehören zum ständigen Rüstzeug der TAFF-Berater*innen, in denen sie auch sukzessiv durch die zentrale TAFF-Koordination geschult und fortgebildet werden.

Unsere Erfahrung zeigt, dass stabilisierende Beratungstätigkeit mit geflüchteten Klient*innen die Auseinandersetzung mit traumatischen Erlebnissen und Erfahrungen nicht ausschließen kann und auch nicht soll. Eine mechanische Trennung der Traumathematik vom Beratungsgeschehen und deren Verschiebung auf eine künftige Traumatherapie lege artis behindert bisweilen den Beratungsprozess der Klient*innen. Hier gilt es für die TAFF-Berater*innen, mit einem achtsamkeits-, lösungs- und ressourcenorientierten Herangehen sowie mit traumapädagogischen Methoden mögliche Flashbacks und Intrusionen zu bearbeiten. Längere Beratungsprozesse (oft in Ermangelung der Möglichkeit einer Überweisung in eine dezidiert traumatherapeutische Behandlung) bekommen dadurch eine therapeutische Orientierung, wodurch sich der Bedarf intra- und supervisorischer Reflexion deutlich erhöht.

Traumapädagogische Elemente

Neben der Stabilisierung und Ressourcenorientierung werden bei akuten traumabedingten Symptomen nach der Psychoedukation konkrete traumapädagogische Übungen mit den Klient*innen durchgeführt.

Bei der Erhebung der aktuellen Symptomatik werden die Klient*innen nicht nur dazu befragt, unter welchen spezifischen Symptomen sie leiden, sondern auch, wie stark sie sich dadurch in ihrem Alltag beeinträchtigt fühlen. So kann gezielt je nach Problemlage mit traumapädagogischen Übungen angesetzt werden, was sich von Fall zu Fall unterschiedlich gestaltet. Um der, für Traumatisierte typischen, Ohnmachtserfahrung etwas entgegenzusetzen, sind gegenteilige Erfahrungen wichtig. Für viele Betroffene ist es eine Erleichterung, wenn sie hören, dass es sich um normale Symptome handelt und sie empfinden schon dadurch eine Entlastung, den Symptomen einen Namen geben zu können. Gerade bei Geflüchteten ist die Sprache sehr bildhaft, wenn es um die Umschreibung von Flashbacks oder Dissoziationen geht. »Ich gehe wie auf Wolken«, »Ich bin nicht auf der Erde und nicht im Himmel, sondern irgendwo dazwischen«, »Mein Kopf schaltet sich aus«. Solche Bilder können in späteren Beratungsmomenten wieder aufgegriffen werden. Da bereits im Vorfeld bei der Psychoedukation die Bedeutung von Sinnesreizen bei der Entstehung von Flashbacks sowie die Erinnerungsfunktion im Gehirn erklärt und mit Bildmaterial anschaulich dargestellt wurden, kann bei den traumapädagogischen Übungen hier angesetzt werden. Den Klient*innen wird erklärt, wie sie mit intensiven Sinnesreizen auf drohende überflutende Erinnerungen reagieren können. Im TAFF-Büro befinden sich als traumapädagogisches Material immer Gummibänder, Akkupressurbänder, saure Kaugummis, Riechstäbchen usw., die bei Bedarf gezeigt und erklärt werden können. Bekannte Methoden wie die »1-2-3-4-5«-Übung oder gezielte Atem- oder Entspannungsübungen können gemeinsam trainiert und in Form von Übungsblättern oder Erinnerungskärtchen mitgegeben werden. Bei manchen Geflüchteten steht allerdings nicht die PTBS-Problematik im Vordergrund, sondern Probleme mit der Emotionsregulation. Hier können gezielte Übungseinheiten nach STARK (Skills-Training zur Affektregulation von Refugio München) eingesetzt werden (vgl. Abschnitt 9.2).

Erfahrungen anderer Standorte

Das genannte Material wird auch an anderen Standorten standardmäßig in Beratungen eingesetzt. Zum Teil wurde sogar dazu übergegangen, mit den Klient*innen sogenannte Skill-Boxen (Fähigkeiten-Boxen) zusammenzustellen, in denen sie die genannten Hilfsmittel (besonders saure Lutschbonbons wie Center Shock, Igelbälle, usw.) aber auch persönliche Dinge, die als Ressourcen dienen, aufbewahren können.

Gruppen

Ein wichtiger Bestandteil der Arbeit in den Kontakt- und Koordinierungsstellen ist die Entwicklung und Planung von Gruppenangeboten für psychisch erkrankte Geflüchtete. Die Gruppenangebote in den einzelnen TAFF-Standorten werden ganz unterschiedlich gestaltet, je nach Ausgangslage und Bedarf. In Kempten am TAFF-Standort Allgäu wurde die Gruppe »SHAHAB – Sternschnuppenstunden, Mütter mit Fluchthintergrund stärken« angeboten. Es handelte sich hierbei um ein tagesstrukturierendes und psychoedukatives Gruppenangebot für Frauen aus Dari- und Farsi-sprechenden Ländern, das von Oktober 2018 bis Dezember 2019 einmal wöchentlich stattfand. Neben Tagesstrukturierung waren die Ziele der Gruppe Psychoedukation, Erhöhung der Selbstwirksamkeit, Ressourcenförderung sowie Stärkung der Mutter-Kind-Bindung. In jeder Woche wurde ein anderes Thema aus den Bausteinen »Vielfalts- und Kultursensibilität« (z. B. Wissen über Bräuche), »Erziehungsalltag« (z. B. Erziehung in der Heimat vs. Hier, Umgang mit Diskrepanzen), »Lebensnahe Themen« (z. B. Sexualpädagogik), »Psychoedukation« (z. B. Trauma, Umgang mit starken Emotionen) sowie »Kunst- und Bewegungstherapie« angeboten. Da es sich um einen partizipativen Ansatz handelte, wurden die einzelnen Bausteine im Laufe der Zeit nach den Wünschen der Teilnehmerinnen ergänzt. So kam auch ein kunsttherapeutisches Angebot für die älteren Kinder der Teilnehmerinnen im Grundschulalter hinzu, das parallel zu der Müttergruppe stattfinden konnte. Je nach Angebot wurden die Kinder miteinbezogen, für die kleineren gab es aber auch eine Kinderbetreuung, so dass sich die Frauen ganz den Themen widmen konnten. Die Gruppe wurde sehr gut angenommen und war regelmäßig gut besucht. Die Fall- und Beratungsarbeit soll im Folgenden anhand eines konkreten Beispiels illustriert werden

6.4 Fallbeispiel: Herr S., Familienvater aus Afghanistan

Herr S. wirkte im Erstgespräch sehr verschlossen, saß mit verschränkten Armen da und schien nur aufgrund guten Zuredens des Übersetzers und des sozialpädagogischen Familienhelfers in die Beratungsstelle gekommen zu sein. Über seine aktuelle Symptomatik gibt er Auskunft, aber da der Übersetzer oftmals seine eigenen Gedanken zur problematischen Gesamtsituation der Familie und speziell zum Verhalten des Herrn S. einwirft, gestaltet sich das ganze Gespräch als schwierig. Nach diesem eher unglücklich gelaufenen Erstgespräch kommt es zunächst zu keinen weiteren Beratungsgesprächen, vor allem deshalb, weil der Klient angibt, keine Probleme zu haben und nicht mehr kommen zu wollen. Trotzdem kommt er nach etwa einem halben Jahr aus eigenem Antrieb wieder, dieses Mal findet das Gespräch mit einem von TAFF ausgebildeten SKM statt. Es wird deutlich, dass der Klient große Vorbehalte gegen das Beratungsgespräch hat. Nach vielen innerfamiliären Problemen und verschiedenen Maßnahmen durch das Jugendamt bringt er Behörden und anderen Beratungseinrichtungen große Skepsis entgegen. Es dauert bis zu zwei weiteren Terminen, bis Herr S. die Vermutung äußert, seine Familienprobleme könnten mit seiner mangelnden Impulskontrolle in Stresssituationen zusammenhängen. Es entwickelt sich langsam ein Veränderungswille, der auch mit seinen jüngsten Erfahrungen mit der Polizei und dem Jugendamt zusammenhängt. Die Familie sei ihm das wichtigste und es wäre ihm wichtig, dass es ihr gut ginge, dafür möchte er auch seinen Teil beitragen. Er ist damit einverstanden, gemeinsam im Einzelsetting das Programm STARK (Skills-Training zur Affektregulation) durchzuführen.

In den kommenden Wochen erscheint Herr S. immer pünktlich zu den Terminen. In der Psychoedukation ist er sehr aufmerksam und kann auch eigene Beispiele mit einbringen. Besonders überraschend ist die Genauigkeit, mit denen er die Arbeitsblätter für die nächste Sitzung zu Hause durcharbeitet. Im STARK-Manual wird mit der Metapher des »überlaufenden Wasserglases« gearbeitet, um zu verdeutlichen, wie Gefühle so stark werden können, dass man die Kontrolle verliert. Mit solchen Bildern kann Herr S. sehr gut arbeiten, er bringt ein eigenes Beispiel ein, er kann den psychoedukativen Inhalt gut reflektieren und anhand seiner eigenen Erfahrungen zusammenfassen. Auch an den folgenden Terminen macht Herr S. sehr engagiert mit und bringt sich ein. Die Zusammenarbeit mit dem einfühlsamen SKM scheint sehr unterstützend zu wirken und ihm gut zu gefallen. Er lässt sich auf Entspannungsübungen ein und berichtet, dass es ihm auch zu Hause helfe, sich zu beruhigen.

Im STARK-Modul wird als weitere Metapher die der Ampel eingeführt, die Gefühle, die im grünen, orangenen und roten Bereich sind, symbolisieren soll. Beim »Zoomen« in den orangenen Bereich, die Farbe, bei der man noch Einfluss auf Reaktionen nehmen kann, wird plötzlich etwas bei Herrn S. ausgelöst. Er wirkt aufgewühlt und erzählt von einem Freund, der einen anderen Freund vor ein paar Tagen mit dem Messer verletzt hätte. Er war sehr enttäuscht von seinem Freund, der nun im Gefängnis sei. Gemeinsam greifen wir diese Situation auf und müssen von der geplanten Einheit abweichen. Herr S. kann sich im Laufe der Stunde beruhigen, wir reflektieren das Verhalten seines Freundes anhand der Ampelmetapher. Auf die Frage, wie sich seine Gefühle im Vergleich dazu, wie er heute hier hereingekommen sei, verändert haben, meint er, er fühle sich besser, erleichtert und entlastet. Herr S. möchte weiter am STARK-Programm arbeiten, aufgrund der Coronapandemie konnten vorübergehend keine persönlichen Kontakte stattfinden.

Für Berater*innen gestaltet sich die Arbeit mit Klient*innen, die wie Herr S. vielfältige Problematiken im familiären und weiteren sozialen Umfeld haben, als sehr langwierig und man wünschte sich manchmal schnellere Ergebnisse. Da Herr S. so intensiv in den einzelnen Gesprächen mitgewirkt hat, ein großes Interesse zeigt und immer pünktlich und zuverlässig zu den Terminen erscheint, handelt es sich hier um eine Beratungssituation, die einem auch als Berater*in sehr viel zurückgibt. Und, um es mit Herrn S. zu formulieren, braucht man manchmal auch als Berater*in »viel sabr, viel Geduld«, es lohnt sich in jedem Fall.

7 Überregionale Aktivitäten

In den vorangegangenen Kapiteln zum Aufbau eines TAFF-Standortes klang an, dass die Ausrichtung an den regionalen Voraussetzungen und Bedarfen durch eine Vielzahl überregionaler Aktivitäten unterstützt und begleitet wird. Aus konzeptioneller Sicht stellen diese Aktivitäten einen zentralen Bestandteil von TAFF dar, der unabdingbar ist, da damit Austausch, Weiterentwicklung und letztlich Qualitätssicherung gewährleistet werden. Im Folgenden stellen wir zunächst die Aktivitäten innerhalb des standortübergreifenden TAFF-Netzwerkes dar und skizzieren danach, wie TAFF überregional jenseits des eigenen Netzwerks der Kontakt- und Koordinierungsstellen arbeitet.

7.1 Standortübergreifende Aktivitäten

In der praktischen Umsetzung haben sich bestimmte Elemente bewährt, um diesen unterschiedlichen Anforderungen gerecht zu werden.

TAFF-Leitung als Regionenbetreuer*innen

Die TAFF-Standorte werden von dem zweiköpfigen TAFF-Fachleitungsteam begleitet, wobei jedem Standort eine der beiden Leitungspersonen zugeteilt ist. In ihrer Funktion als sogenannte Regionenbetreuer*innen begleitet die TAFF-Leitung den Aufbau eines jeden TAFF-Standorts und stellt sicher, dass die zentralen Bausteine des Konzepts vor Ort umgesetzt werden. In dieser Phase hat das Leitungsteam vor allem eine beratende und coachende Funktion. Wenn ein Standort etabliert ist, kommen der fachlichen Leitung weitere wichtige Aufgaben zu. So werden die Bedarfe vor Ort aufgegriffen, um dann auf Leitungsebene (sowie in enger Kooperation mit den Standorten) Lösungsansätze zu entwickeln. Diese können von ganz konkreten Maßnahmen (z. B. Unterstützung bei der Finanzierung der Skill-Boxen) bis hin zu konzeptionellen Anpassungen reichen. Außerdem organisiert das Leitungsteam den Austausch zwischen den Standorten: So werden mögliche Verbindungen und Synergiepotentiale zwischen den Regionen aufgezeigt, Erfahrungen aus anderen Regionen weitergegeben und Kontakte zwischen den Regionen initiiert. Gleichzeitig stellen die regionalen Betreuer*innen auch eine wichtige Schnittstelle zur TAFF-Leitung dar, die im Diakonischen Werk Bayern angesiedelt ist. Die Fachleitung vermittelt zentrale Steuerungsimpulse in die einzelnen Regionen, wie z. B. fachliche Anregungen, aber auch hinsichtlich Standardisierungen, Finanzierungen und Abrechnungsfragen etc. Darüber hinaus übernimmt sie eine Rolle im System der Qualitätssicherung, da sie die Kolleg*innen vor Ort bei der Umsetzung der TAFF-Prinzipien unterstützt. Außerdem unterstützen die Regionenbetreuer*innen bei Bedarf bei der Öffentlichkeitsarbeit oder auch bei Belangen mit politischer Tragweite, indem sie beispielsweise an lokalen Veranstaltungen teilnehmen. Damit wird auch das Bewusstsein erhöht, dass TAFF eine überregionale Initiative mit entsprechender Tragweite ist.

Netzwerktreffen

Wie an anderer Stelle erörtert (vgl. Kapitel 3.2), zeichnet sich TAFF durch ein sehr flexibles Konzept aus, das viel Spielraum bietet, um die jeweiligen Ressourcen und Kompetenzen vor Ort bestmöglich zu nutzen. Diese Besonderheit dieses Konzepts macht allerdings einen regelmäßigen Austausch zwischen den Standorten unabdingbar. Deshalb erfolgen zweimal im Jahr eintägige Netzwerktreffen, zu denen alle TAFF-Berater*innen eingeladen sind. Diese Treffen dienen dem systematischen Erfahrungsaustausch (z. B. Intervisionsgruppen, Vorstellungen von Erfahrungen aus den jeweiligen Regionen) und der Steuerung und Informationsweitergabe durch die Leitung der Initiative TAFF. Darüber hinaus erfolgt im Rahmen dieser Netzwerktreffen eine Reflexion und Weiterentwicklung des Konzeptes von TAFF, neue Bedarfe werden erkannt und können je nach Thema von den verschiedenen Akteuren im TAFF-Netzwerk bearbeitet werden (TAFF-Berater*innen, Leitungsebene, Verwaltung). Im Rahmen der Netzwerktreffen können Arbeitsgruppen zu umfangreicheren Themenbereichen ins Leben gerufen werden, die dann ihre Ergebnisse beim nächsten Netzwerktreffen zur Diskussion stellen. Um Zeit und Kosten zu sparen, können die Netzwerktreffen auch virtuell abgehalten werden. Diese Treffen dienen also einerseits der Qualitätssicherung (siehe auch Kapitel 10), tragen aber auch zum Aufbau einer TAFF-Identität bei, die sich wiederum positiv auf die Motivation der Mitarbeitenden auswirkt.

Intervision

Beim Format der Intervision steht die kollegiale Fallberatung im Fokus (Lippmann, 2013; Tietze u. Möller, 2019), also die Möglichkeit, eigene Fälle und Problemstellungen mit TAFF-Berater*innen anderer Standorte zu besprechen, reflektieren und sich in der eigenen Vorgehensweise bestärken zu lassen bzw. alternative Vorgehensweisen zu entwickeln. Neben der unmittelbaren Entlastung und Bearbeitung der fachlichen Fragen in den jeweiligen Fällen bietet insbesondere die Intervision den Rahmen für individuelles Lernen und Weiterentwicklung. Intervisionen erfolgen entweder im Rahmen von Netzwerktreffen oder als virtuelles Format.

Klausur

Die eintägigen Netzwerk-Treffen bieten aufgrund der Anzahl der Standorte und der Vielfalt an Themen nicht immer ausreichend Zeit, um Themen abzuschließen bzw. vertieft zu diskutieren. Außerdem bleibt aufgrund der thematischen Dichte nicht genügend Raum, um informelle Kontakte zu knüpfen und sich auszutauschen. Aspekte der Zeitökonomie (das Verhältnis von Anreisezeit zu Arbeitszeit) sprechen ebenfalls dafür, die Netzwerktreffen durch mehrtägige Klausurtreffen zu ergänzen. Thematisch können ähnliche Aspekte bearbeitet werden wie bei den kürzeren Netzwerktreffen, nur mit größerer Intensität und Umfang:

- Reflexion und Weiterentwicklung des Gesamtkonzeptes,
- Erfahrungsaustausch,
- Intervision und kollegiale Beratung,
- Bearbeitung von Problemen und Herausforderungen,
- Informationsweitergabe von den Standorten,
- direkte Steuerungsmöglichkeit durch die Leitung,
- Impulse durch externe Referent*innen.

Zentrale Datenablage: Die Cloud

Die gemeinsame Nutzung von Dokumenten, Vorlagen und Prozessen wird durch den Zugriff auf eine zentrale Datenablage unterstützt. Dort können wichtige Informationen und Neuerungen innerhalb des Netzwerkes hinterlegt und aktualisiert werden (z. B. Kontaktdaten, Arbeitszeiten, Zahlen zu TAFF etc.). Durch eine solche Plattform können Rückfragen und zeitaufwendige Suchschleifen (»Habe ich nun das aktuelle Dokument zur Beantragung, Dokumentation etc.?«) reduziert und ein effizientes Arbeiten auf gleichem Wissensstand ermöglicht werden. Im Rahmen des TAFF-Projektes wurde dies zunächst durch eine simple cloudbasierte Ordnerstruktur gewährleistet, auf die Mitarbeitende nur Zugriffsrechte haben – ohne die Möglichkeit, direkt Dokumente einzustellen, zu kommentieren oder in den Austausch mit den Kolleg*innen zu treten.

Gegenwärtig wird eine deutlich umfassendere virtuelle Plattform erstellt, die neben der reinen zentralen Datenablage die Kommunikationsmöglichkeiten zwischen den Mitarbeitenden in zentralen Funktionen und den Standorten untereinander beträchtlich erweitert.

Mit der zunehmenden Zahl an TAFF-Standorten hat auch die Bedeutung einer zentral organisierten Datenablage zugenommen. Zunächst einmal aus ganz pragmatischen Gründen, weil die anfängliche direkte, persönliche Beantwortung von Standardfragen zu viel Zeit in Anspruch nehmen würde. Darüber hinaus hat sich ein gewisses Maß der Standardisierung (u. a. auch von organisatorischen Abläufen) als unumgänglich herausgestellt, hierfür ist eine zentrale Plattform der Datenablage vonnöten. Aber auch für das wachsende Know-how, das letztlich allen Standorten zur Verfügung stehen soll, erweist sich die Plattform als bedeutsam.

Die vorgestellten Elemente zur Förderung einer regionenübergreifenden Kooperation der TAFF-Standorte tragen zu einer Weiterentwicklung von Fachlichkeit, Effizienz und Kompetenzentwicklung bei und leisten darüber hinaus einen positiven Beitrag zur Psychohygiene der Mitarbeitenden. Auf diese Aspekte legt TAFF besonderen Wert, weshalb im Folgenden noch etwas detaillierter darauf eingegangen wird, inwiefern die überregionalen Vernetzungsmaßnahmen die genannten Punkte fördern.

Effekte der Aktivitäten

Förderung der Fachlichkeit

Oft arbeiten die TAFF-Berater*innen in den jeweiligen Regionen als *die* Spezialist*innen im Bereich psychische Gesundheit geflüchteter Menschen und können dort auf sich gestellt sein – mit eingeschränkten Möglichkeiten zum fachlichen Austausch vor Ort (jenseits des lokalen TAFF-Tandems). Daher kommt dem überregionalen Austausch eine große Bedeutung zu. Hier können komplexe Fälle besprochen, Beispiele guter fachlicher Praxis entwickelt und neue Kolleg*innen beim Aufbau der lokalen Strukturen beraten werden. Es besteht die Möglichkeit, generelle Entwicklungen (z. B. veränderte politische Lage, Corona) frühzeitig erkennen und einordnen zu können und sich durch die Aktivitäten der Kolleg*innen an anderen Standorten inspirieren zu lassen. Darüber hinaus bietet diese überregionale Zusammenarbeit auch die Möglichkeit, die fachliche Expertise einzelner TAFF-Berater*innen zu bündeln und produktiv zu nutzen: So sind aus den Netzwerktreffen standortübergreifende Kooperationen hervorgegangen, wie z. B. eine temporäre Fachgruppe zur Entwicklung gemeinsamer Leitlinien für die fachliche Arbeit (z. B. Leitlinien zu Suizidalität, gemeinsamer Anamnese-Bogen, siehe auch Kapitel 10.3).

Aus Perspektive der Gesamtorganisation bieten die überregionalen Austauschforen also die Möglichkeit zur Weiterentwicklung aller Standorte, indem Impulse gesetzt und Kompetenzen aus den Regionen genutzt und weitergegeben werden können.

Effizienz

Eine weitere Chance in der Arbeit im Netzwerk liegt in der Arbeitsersparnis für die einzelnen Standorte: Unterlagen, die jeder Standort benötigt, wie die Schweigepflichtsentbindung, Honorarverträge mit den Sprach- und Kulturmittler*innen, und vieles mehr können in einem partizipativen Prozess entwickelt werden. Neue Standorte können so unmittelbar bei ihrem Start auf geeignete Unterlagen als Basis zurückgreifen und auch bestehende Standorte müssen nicht alle Materialien selbst entwickeln. Darüber hinaus eignet sich das Format aber auch dazu, vorgegebene Formulare (z. B. zur Beantragung und

Abrechnung von Fortbildungen oder Gruppenangeboten) bekannt zu machen und neue Formulare gemeinsam durchzugehen, offene Fragen oder Unklarheiten zu klären und ggf. kleine Änderungen vorzunehmen. Das erhöht insofern die Effizienz, als Fehler beim Ausfüllen vermieden werden.

Psychohygiene und soziale Unterstützung

Studien zu Arbeitsbelastung zeigen insbesondere bei Tätigkeiten mit eingeschränkten Freiräumen zur eigenständigen Problemlösung, dass die soziale Unterstützung durch die Kolleg*innen einen wesentlichen Beitrag zur psychischen Gesundheit der Jobinhaber*innen leistet (Cohen u. Wills, 1985; Van Der Doef u. Maes, 1999).

Von TAFF werden häufig Klient*innen unterstützt, deren Probleme nicht einfach aus der Welt zu schaffen sind (wenn dies überhaupt möglich ist), und unmittelbare Lösungen stellen eher die Ausnahme als die Regel dar. Daher kommt der sozialen Unterstützung im kollegialen Umfeld eine besondere Bedeutung zu. Diese wird in Teilen durch die lokalen Kolleg*innen in den jeweiligen Teams gewährleistet. Der sozialen Unterstützung aus dem überregionalen Netzwerk kommt allerdings eine besondere Bedeutung zu, da der gleiche Aufgaben- und Erfahrungshintergrund geteilt wird, gepaart mit fachlicher Expertise, die die Chance zum fachlichen Austausch über belastende Fälle bietet.

Psychohygiene und die Reflexion der eigenen Arbeit im Zuge der Qualitätssicherung werden auch über die Supervisionsstruktur von TAFF sichergestellt, die wir im Kapitel 10.4 darstellen.

Individuelles Lernen und Kompetenzentwicklung

Die Arbeit mit psychisch belasteten Geflüchteten stellt an die TAFF-Berater*innen aufgrund der Breite möglicher Problemstellungen eine beachtliche fachliche Herausforderung dar: Neben Depressionen, Angststörungen und posttraumatischer Belastungsstörungen können Sucht, Migrationsbelastungen, Erziehungsprobleme, Suizidalität, Emotionsregulationsstörungen, Partnerschaftskonflikte, Trauer, Schmerzsyndrome oder psychische Probleme aufgrund körperlicher Erkrankungen Grund für den Gang zur Kontakt- und Koordinierungsstelle sein. Das TAFF-Netzwerk stellt aufgrund der Kolleg*innen mit unterschiedlichen beruflichen Expertisen eine wertvolle Ressource für das individuelle Lernen und die Weiterentwicklung der TAFF-Berater*innen dar.

Abgesehen von den genannten positiven Effekten bringt die Organisation der TAFF-Standorte in Form einer Netzwerkstruktur mit zentralen Vor-Ort-Verantwortlichkeiten Herausforderungen mit sich, die aufmerksam im Blick zu behalten sind.

Jeder Standort wird von den unterschiedlichen Trägern und Mitarbeiter*innen geprägt, die das TAFF-Konzept auf ihre je eigene Weise umsetzen. Um eine Anpassung an die lokalen Gegebenheiten zu ermöglichen, ist dies ausdrücklich im Konzept von TAFF vorgesehen, so dass in weiten Teilen das TAFF-Konzept einen Prozess beschreibt und kein Endergebnis der lokalen TAFF-Aktivitäten. Dieses kann sich je nach Standort unterscheiden.

Die Grundprinzipien der Arbeit von TAFF, die im Kapitel 3 dargestellt wurden, wie z. B. Arbeiten im Regelsystem, keine Umwidmung der Kontakt- und Koordinierungsstelle in ein Behandlungszentrum für Geflüchtete, sind ebenso Kern der TAFF-Initiative wie Qualifikationsanforderungen an kooperierende Therapeut*innen, partnerschaftlich-kooperativer Umgang im Netzwerk sowie nachweisliche Wirksamkeit der angebotenen gruppentherapeutischen Formate.

7.2 Aktivitäten außerhalb der TAFF-Strukturen

Ein grundsätzliches Ziel von TAFF ist die Öffnung und Verbesserung der (regionalen) psychotherapeutisch-psychiatrischen Regelversorgung, um den Bedürfnissen geflüchteter Menschen besser gerecht zu werden.

Daraus leiten sich unterschiedliche Zielgruppen der überregionalen Aktivitäten von TAFF ab und unterschiedliche Zeithorizonte, d. h., es geht darum, unmittelbare Unterstützung für die Umsetzung der TAFF-Ziele zu gewinnen und lang- und mittelfristige Veränderungen anzustoßen.

Kooperationspartner

Ein zentraler Baustein im TAFF-Konzept ist eine Stärkung des lokalen Versorgungsnetzwerkes durch Weiterqualifikation der Akteur*innen. Dies wird in Teilen durch die lokale Kontakt- und Koordinierungsstelle über individuelle Beratung, Supervision oder Workshops gewährleistet. Allerdings ist dieser Ansatz zum einen durch die zeitlichen Ressourcen der TAFF-Berater*innen begrenzt und zum anderen ist oft die vertiefte, jahrelange fachliche Expertise von Spezialist*innen nötig. Deshalb setzt TAFF auf spezialisierte Kooperationspartner, und zwar insbesondere auf Refugio München, ein Behandlungszentrum für Folteropfer im Bereich der Psychotherapie mit schwerstbelasteten Geflüchteten[5] sowie auf die Expertise der Erziehungsberatungsstelle Augsburg, die im Rahmen des Projekts kunterMund jahrelange Erfahrung in der Ausbildung und Arbeit mit Sprach- und Kulturmittler*innen gesammelt hat[6].

Ein Fokus der Zusammenarbeit mit beiden Institutionen ist die Entwicklung von spezifischen Weiterbildungsangeboten, die auf die jeweiligen Netzwerkpartner*innen von TAFF und deren Bedürfnisse ausgerichtet sind und im Laufe der Zeit weiter adaptiert wurden.

Dies ist notwendig, da z. B. niedergelassene Therapeut*innen weder in ihrer Ausbildung noch im Rahmen etablierter Weiterbildungskonzepte für die Arbeit mit Geflüchteten geschult werden. Gleiches gilt für die Qualifizierung von Sprach- und Kulturmittler*innen für die Arbeit im psychotherapeutischen Setting. Viele Sprach- und Kulturmittler*innen haben zwar jahrelange Erfahrung, verfügen aber selten (wenn auch zunehmend) über eine fundierte Ausbildung. In der Praxis der spezialisierten Behandlungszentren erfolgt die Weiterqualifizierung der Sprach- und Kulturmittler*innen oft unmittelbar durch die dort tätigen Therapeut*innen, da diese langjährige Erfahrung in der Arbeit mit Geflüchteten und Sprach- und Kulturmittler*innen mitbringen. Dieses Modell konnte so aber bei TAFF

---

5 Refugio, Beratungs- und Behandlungszentrum für Flüchtlinge und Folteropfer

6 kunterMund Augsburg – kultursensible Übersetzung im Sozial- und Gesundheitswesen

nicht etabliert werden: Gerade im nichturbanen Raum haben die Therapeut*innen meist wenig bis keine Erfahrung in der Arbeit mit Sprach- und Kulturmittler*innen, weshalb für deren Schulung kunterMund als externer Kooperationspartner herangezogen wurde.

Das Verhältnis zu den genannten Kooperationspartnern geht über eine reine Beziehung Kunden-Fortbildungsanbieter hinaus, denn das gemeinsame Interesse, pragmatische, mitunter kleine Schritte zur Verbesserung der lokalen Versorgung zu leisten, eint die verschiedenen Akteure. Eine detaillierte Beschreibung der Weiterbildungsangebote finden Sie im folgenden Kapitel (8) zu Qualifikationsmaßnahmen.

Neben den genannten engen Kooperationspartnern gibt es weitere Akteure, die aus Sicht der Autor*innen für ein erfolgreiches regionales wie überregionales Wirken von TAFF von zentraler Bedeutung sind. In den folgenden Unterpunkten wird auf diese kurz eingegangen, wobei nicht mit allen Akteuren eine enge oder kontinuierliche Kooperation als erforderlich erachtet wird. Zum Teil genügt es, über TAFF zu informieren oder anlassbezogen tätig zu werden.

Verbände

Eine einflussreiche Gruppe, mit der eine gelungene Kommunikation für eine erfolgsversprechende TAFF-Arbeit ausschlaggebend ist, ist die der Verbände.

Kassenärztliche Vereinigungen

Zentrale Aufgabe der kassenärztlichen Vereinigungen ist die Sicherstellung der flächendeckenden ambulanten ärztlichen und psychotherapeutischen Versorgung. Darüber hinaus organisieren sie ärztliche Bereitschaftsdienste und die Vermittlung von Psychotherapie. Außerdem stehen sie in unmittelbarem Kontakt mit sämtlichen Berufsverbänden der Psychotherapeut*innen und finden Gehör bei staatlichen Institutionen der Gesundheitsversorgung.

Damit stellen die kassenärztlichen Vereinigungen logische Ansprechpartner für TAFF dar, um die Erfahrungen in der psychotherapeutischen Versorgung von Geflüchteten weiterzugeben und um Unterstützung bei notwendigen Verbesserungen zu werben. Als fachlich anerkannte Institutionen im Gesundheitssystem können sie im direkten Austausch mit gesundheitsbezogenen Behörden und Ministerien Defizite in der Versorgung von Geflüchteten thematisieren. Gleichzeitig besteht die Möglichkeit, über den Kontakt zu den Berufsverbänden die Akquise von niedergelassenen Therapeut*innen für die Behandlung von Geflüchteten zu unterstützen. Daher wurde TAFF beim Vorstand der KV Bayern vorgestellt und im Rahmen von Fachsitzungen der psychotherapeutischen Berufsverbände bei der KV Bayern präsentiert und es wurde um Unterstützung geworben.

Mit vereinfachten Verfahren z. B. zur Beantragung von Gruppentherapien konnten im Rahmen von TAFF bisher keine Erfahrungen gesammelt werden. Ebenso verhält es sich mit Ermächtigungen für approbierte Therapeut*innen[7] ohne Kassensitz – selbst bei Kostenübernahme durch TAFF konnten für den Beantragungsprozess keine Interessent*innen gefunden werden, da die Einschränkungen des Geltungsbereiches so massiv sind, dass nur wenige Klient*innen für die Behandlung durch ermächtigte Niedergelassene überhaupt in Frage kämen (Stichwort: Weiterbehandlung[8]). TAFF steht mit dieser Erfahrung wohl nicht allein – in Bayern wurden unseres Wissens nach bisher zwei Ermächtigungen erteilt, von denen mindestens eine auf Refugio München entfällt. Es bleibt abzuwarten, welche Auswirkungen ein Urteil des Bundessozialgerichtes vom Dezember 2021 (BSG, AZ: B 6 KA 16/20 R) mit sich bringt, das diese Einschränkung als nicht rechtens erklärt.

Psychotherapeutenkammern

Die Psychotherapeutenkammern stellen für TAFF einen wichtigen Ansprechpartner dar, da sie als Vertretungen niedergelassener Psychotherapeut*innen fachliche Impulse zur Berücksichtigung der Perspektive von Niedergelassenen innerhalb von TAFF geben können. Die Akkreditierung der von TAFF in Kooperation mit Refugio angebotenen Fortbildungskurse für Therapeut*innen durch die

7 § 31 Abs. 1 S. 2, Ärztezulassungsverordnung

8 Weiterbehandlung: Es können nur Patient*innen im Rahmen der Ermächtigung behandelt werden, die bereits innerhalb der ersten 15 Monate ihres Aufenthaltes in Deutschland eine Therapie begonnen haben.

Psychotherapeutenkammer trägt zudem zu deren Qualitätssicherung bei, erhöht deren Akzeptanz und letztlich die Attraktivität durch die Vergabe von Fortbildungspunkten.

Die Psychotherapeutenkammern finden in der politischen und medialen Debatte um die psychotherapeutische Versorgung von Geflüchteten deutlich mehr Gehör als TAFF – wenn auch leider nicht im ausreichenden Maße. TAFF ist durch die eigene Arbeit oft näher an der Situation der Geflüchteten als die Kammern und kann durch das Weitergeben eigener Erfahrungen und Konzepte das Gesamtbild der Kammer, gewonnen aus verschiedenen Quellen, ergänzen. Dass dies immer wieder zu gelingen scheint, zeigt der gemeinsame Vorschlag der Bundespsychotherapeutenkammer und der Bundesärztekammer vom Oktober 2015 (BPtK u. BÄK, 2015), der erfreuliche Parallelen zur Analyse von TAFF aus dem Vorjahr aufweist (Utler u. Schmid, 2015).

Aufgrund datenschutzrechtlicher Aspekte und dem Neutralitätsgebot der Psychotherapeutenkammern ist leider keine direkte Ansprache der Mitglieder oder gar Werbung für eine Mitwirkung an TAFF über die Kammern möglich.

Landes-, Kommunalpolitik und Behörden

Landes- und bundespolitische Institutionen unterliegen dem typischen Führungsdilemma, relativ weit weg von den Problemen zu sein, die sie mit ihren Entscheidungen lösen sollen. Deswegen sind sie auf verlässliche Daten angewiesen, die allerdings im Bereich psychische Gesundheit von Geflüchteten von staatlichen Stellen nicht erhoben werden. Abgesehen von den eingangs erwähnten sondierenden Studien, gibt es keine systematische Erfassung des jeweils aktuellen Bedarfs von Geflüchteten an psychotherapeutischer bzw. psychiatrischer Hilfe. Im Gegensatz zu körperlichen Erkrankungen – in diesem Bereich erfolgen ja Eingangsuntersuchung oder Screenings nach Ankunft der Geflüchteten. Differenzierte Bedarfe für Kinder, Jugendliche, Familien und Schwersterkrankte werden ebenfalls nicht erfasst. Die Unsicherheit der staatlichen Institutionen in diesem Bereich zeigen Anfragen bei TAFF mit der Bitte um eine bayernweite Einschätzung aufgrund der Aktivitäten von TAFF in verschiedenen Landkreisen.

Gleichzeitig scheint bei manchen staatlichen Institutionen ein grundsätzliches Misstrauen gegenüber Psychotherapeut*innen und Psychiater*innen mitzuschwingen, indem unterstellt wird, diese würden beispielsweise durch Gutachten Asylmissbrauch unterstützen und bzw. oder lediglich den eigenen finanziellen Vorteil im Blick haben.

Da sich der letztgenannte Vorbehalt unserem Eindruck zufolge hartnäckig hält, möchten wir hier kurz auf die Annahme eingehen, Therapeut*innen würden durch die Behandlung bzw. die Begutachtung von Geflüchteten finanziellen Nutzen ziehen. Sowohl unsere Erfahrung als auch Statistiken zu Wartezeiten bei niedergelassenen Psychotherapeut*innen (sechs Monate im Schnitt; vgl. Bundespsychotherapeutenkammer, 2021) zeigen: Die Praxen können schon den Bedarf der einheimischen Bevölkerung nicht decken und sind deshalb über Monate hinweg ausgebucht. Niedergelassene brauchen also keine Geflüchteten, um ihre Plätze zu füllen. Noch dazu sind Geflüchtete in Therapie deutlich aufwendiger, die Erkrankungen oft anspruchsvoller und komplexer als die bei »typischen« Einheimischen. Hinzu kommt, dass auch die Abrechnung deutlich komplexer und aufwendiger ist (zumindest, wenn die Geflüchteten noch ins AsylbLG fallen). Außerdem werden ausführlichere Gutachten benötigt, wenn die Klient*innen noch keine Gesundheitskarte besitzen, die Therapeut*innen meist kostenlos oder zu einem Preis erstellen, der nicht im Verhältnis zum Aufwand steht. Therapeut*innen, die Geflüchtete behandeln, tun dies, weil sie es als ihre Verantwortung sehen, mit einem Kassensitz alle zu behandeln, also aus moralischen und nicht monetären Motiven.

Die hier erläuterten kritischen Aspekte sind oft der eingangs geschilderten Ferne zur Thematik geschuldet. Im sachlichen Gespräch treffen wir in der Mehrzahl der Situationen auf offene Ohren und einen guten Austausch mit den staatlichen Stellen. Umso frustrierender ist dann allerdings, dass erkannte Probleme nicht behoben bzw. teilweise noch verschlechtert werden (z. B. Streichung der Passage zur Finanzierung von Sprach- und Kulturmittler*innen aus Gesetzentwürfen, Ausschluss von approbierten Psychotherapeut*innen als Gutachter*innen, Sonderermächtigung zur Behandlung von Geflüchteten, die aufgrund der Einschränkungen keine Wirkung entfalten; BafF, 2021). Hier scheint sich auf politischer Ebene immer wieder die Idee einer inhumanen Behandlung der Geflüchteten als Mittel zur Abschreckung durchzusetzen.

Öffentlichkeit

Da TAFF wenig eigenständige Ressourcen für die Öffentlichkeitsarbeit zur Verfügung hat, bleibt diese oft unter dem, was wünschenswert wäre. Mitarbeitende, die für die Öffentlichkeitsarbeit zuständig sind, sind gleichzeitig operativ tätig – was bei knappen zeitlichen Ressourcen oft Priorität hat.

Eine zentrale Webseite und ein fortlaufend, wenn auch in unregelmäßigen Abständen erscheinender Newsletter informieren über die TAFF-Aktivitäten in den einzelnen Regionen und auch überregional. Dort werden Zeitungs- sowie Medienberichte und Veranstaltungen oder sonstige Aktionen der TAFF-Stellen dokumentiert. Flankiert wird diese zentrale Webseite oft von den Internetauftritten der lokalen Träger der Kontakt- und Koordinierungsstelle bzw. durch die Öffentlichkeitsarbeit der Diakonie Bayern, die immer wieder den Themenbereich psychische Gesundheit von Geflüchteten ins Zentrum ihrer Aktivitäten rückt. Das vorliegende Handbuch, einzelne Fachpublikationen und ein Video zur Arbeit von TAFF sollen dazu beitragen, diese Lücke zu verkleinern.

8 Qualifizierungsmaßnahmen - Konzepte

Wie bereits erwähnt, spielt im Rahmen des TAFF-Gesamtkonzeptes die Stärkung des Regelsystems durch Qualifikationsangebote bzw. Kompetenzaufbau in den Regionen eine bedeutende Rolle. Dabei liegt das Hauptaugenmerk auf dem Aufbau eines Sprach- und Kulturmittler*innen-Pools mit Personen, die speziell für das Übersetzen in psychotherapeutischen bzw. psychiatrischen und sozialberaterischen Settings ausgebildet sind. Darüber hinaus richten sich spezifische Weiterbildungsangebote an die Psychotherapeut*innen und Psychiater*innen, um diese für ausgewählte Aspekte der Arbeit mit Geflüchteten zu schulen und bzw. oder einen hochwertigen Reflexionsrahmen für die bereits stattfindenden Therapien zu gewährleisten.

Jenseits dieser beiden Standardfelder der Schulungsangebote von TAFF sieht das Rahmenkonzept vor, bedarfsbezogene regionale Fortbildungsangebote zu organisieren. Diese können sich an unterschiedliche Zielgruppen wie z. B. Behördenmitarbeiter*innen, Lehr*innen, Sozialarbeiter*innen usw. richten. Die konkreten Schulungsangebote (inkl. der inhaltlichen Konzepte sowie der Gewinnung der Trainer*innen) werden zielgruppenspezifisch auf der Basis von konkreten Anfragen von lokalen Institutionen erstellt.

8.1 Ausbildung der Sprach- und Kulturmittler*innen

Zugegeben, Sprach- und Kulturmittler*innen verursachen durch Ausbildung und Bezahlung nicht unerhebliche Kosten. Doch Studien zeigen, dass Klinikaufenthalte kürzer, Arztbesuche seltener (Hampers u. McNulty, 2002; Smedley, Stith u. Nelson, 2003) und Fehlbeurteilungen weniger werden (Flores, 2005; Flores et al., 2003), wenn professionelle Sprach- und Kulturmittler*innen eingesetzt werden. Es ist davon auszugehen, dass sich bei einer volkswirtschaftlichen Betrachtung die Sprach- und Kulturmittler*innenkosten mehr als amortisieren würden, denn durch adäquate Diagnose und Behandlung von Geflüchteten würden sich deren erhöhte Behandlungskosten deutlich reduzieren – wie eine Untersuchung in der Schweiz nahelegt (Maier, Schmidt u. Müller, 2010). Darüber hinaus sieht EU-Recht vor, dass Menschen durch mangelnde Sprachkompetenzen kein Nachteil im Zugang zu der Gesundheitsversorgung der Mitgliedsstaaten entstehen darf.

Im deutschsprachigen Raum liegen neben der klassischen Berufsausbildung zur Dolmetscher*in eine Vielzahl von Fortbildungskonzepten vor, die Menschen für das Dolmetschen in spezifischen Anwendungsfeldern, wie z. B. im Behördenkontakt, im Gesundheitswesen oder im Bildungssystem, qualifizieren. Dabei unterscheiden sich diese Konzepte beträchtlich, was den Umfang, die Breite der Einsatzfelder und die Qualitätssicherung betrifft. Sie reichen von dem höchsten Ausbildungsniveau bei SprInt (18 Monate, drei Praktika, 2000 Unterrichtsstunden, angestrebte Anerkennung als Fortbildungsberuf) über die Schulung zum international etablierten Gemeinde-Dolmetschen (z. B. Zentrum für transkulturelle Medizin in München, ethno-medizinisches Zentrum in Hannover) bis hin zu mehrstündigen/eintägigen Workshops. Letztere werden oft von den jeweiligen Institutionen durchgeführt, die die Übersetzer*innen einsetzen (z. B. Stadtmission Nürnberg).

Im Rahmen der Bestandsaufnahme in der Entstehungsphase von TAFF wurde deutlich, dass keiner der etablierten Anbieter von Fortbildungsmaßnahmen im Bereich des kultursensiblen Dolmetschens ein Konzept vorliegen hatte, das auf die Anforderungssituation von TAFF eins zu eins übertragen werden konnte, nämlich: Sprach- und Kulturmittler*innen so auszubilden, dass sie in dem anspruchsvollen Setting einer Psychotherapie kultursensibel übersetzen können – oft mit Therapeut*innen, die selbst wenig Erfahrung in der Arbeit mit Geflüchteten und mit Sprach- und Kulturmittler*innen mitbringen.

Inhaltlich sind damit die Anforderungen sehr hoch, andererseits müssen sich Schulungszeiten in Grenzen halten, da ein Großteil der Sprach- und Kulturmittler*innen die Qualifizierung und später die Übersetzungstätigkeit berufsbegleitend ausübt und im nichturbanen Raum die Nachfrage für einige Sprachen so gering ist, dass kaum Aussicht auf eine hauptberufliche Arbeit als Sprach- und Kulturmittler*in besteht (von Ausnahmen abgesehen).

Das Projekt kunterMund der evangelischen Beratungsstelle des Diakonischen Werks Augsburg entwickelte auf der Basis langjähriger Erfahrung in der Ausbildung von Sprach- und Kulturmittler*innen ein speziell auf TAFF zugeschnittenes Schulungskonzept, dem gleichzeitig ein in unterschiedlichen Fachpublikationen vorgeschlagenes Kompetenzmodell für Sprach- und Kulturmittler*innen zugrundeliegt (z. B. Schriefers u. Hadzic, 2018).

Dieses Modell setzt sich aus sechs Kompetenzen zusammen (siehe Abbildung 1), die teilweise Voraussetzung für die Arbeit als Sprach- und Kulturmittler*in sind und teilweise im Rahmen der Schulung (weiter-)entwickelt werden.

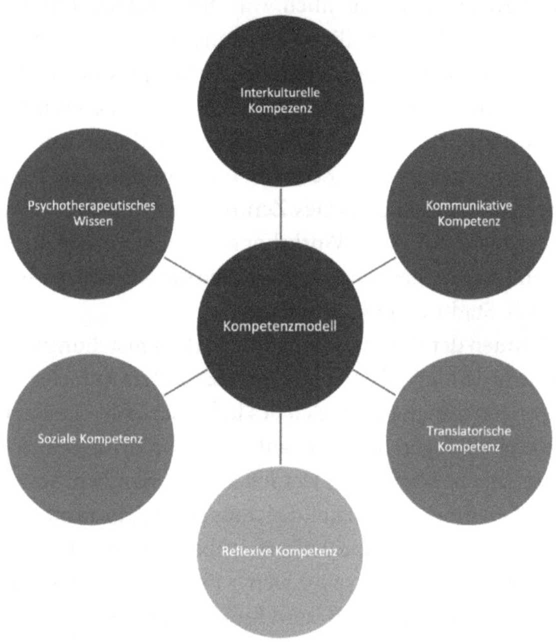

Abbildung 1: Sechs Kompetenzen als Voraussetzung für die Arbeit als Sprach- oder Kulturmittler*in

In der nachstehenden Tabelle wird anhand von Beispielen anschaulich gemacht, was unter den jeweiligen Kompetenzen zu verstehen ist und ob diese als Voraussetzung oder als Lernfeld eingestuft werden.

Tabelle 2: Detaillierte Einordnung der notwendigen Kompetenzen von TAFF-Berater*innen

Kompetenzbereiche	Detaillierung	Einordnung
Interkulturelle Kompetenz	Aktuelles Hintergrundwissen zu Herkunftsregion/Religion etc. *(Situation im Land, Unterschiede innerhalb des Landes)*	Voraussetzung
	Vertrautheit mit kulturellen Codes beider Kulturen *(z. B. Tabus, kulturelle Werte, Hierarchien, Rolle älterer Menschen, Vorstellungen vom Verhältnis Mann–Frau)*	Voraussetzung
	Wissen um potenzielle Missverständnisse auf beiden Seiten *(z. B. direkte-indirekte Kommunikation, Beziehungs- vs. Sachorientierung, Nähe vs. Distanz)*	Voraussetzung
	Kulturelle Sensibilität und Wertschätzung *(keine Abwertung beteiligter Kulturen)*	Voraussetzung
	Fähigkeit zum Codeswitching *(im Gespräch fließend zwischen den beiden sprachlichen und kulturellen Systemen zu wechseln)*	Lernfeld
Kommunikative Kompetenz	Verständnis für Sprechrollen im Gesprächssetting *(z. B. Abwarten können, bis die eigenen Rolle wieder »aktiv« wird, der eigenen Rolle im geeigneten Moment Raum verschaffen, z. B. Unterbrechen, um wichtige Erläuterungen zu geben)*	Lernfeld
	Bewusstsein für Machtmechanismen in der Gesprächssituation *(z. B. Abhängigkeit der*des Klient*in vom SKM bzw. der*des Therapeut*in. Bewusstsein dafür, dass sich Therapeut*innen oft als führend im Gespräch sehen)*	Lernfeld
	Aktives Zuhören	Lernfeld
	Gutes Ausdrucksvermögen	Voraussetzung
Translatorische Kompetenz	Sehr gutes Beherrschen beider Sprachen *(d. h. der*die SKM kann problemlos Alltagsgespräche führen, kennt aber auch Fremdwörter und Fachausdrücke)*	Voraussetzung
	Großer Wortschatz in beiden Sprachen	Voraussetzung
	Flexibilität und Sensibilität bei der Sprachmittlung von Sprachniveaus *(Erkennen milieuspezifischer Kommunikationsmuster oder von Jugendslang usw.)*	Voraussetzung

Kompetenz-bereiche	Detaillierung	Einordnung
	Beherrschung von gewünschten Techniken der Sprachmittlung *(z. B. »Blinken«)*	Lernfeld
	Komplexe Zusammenhänge verstehen	Voraussetzung
	Hohes Konzentrationsvermögen *(SKM kann sich auch längere Sätze merken)*	Voraussetzung
	Übersetzung in der Ich-Perspektive – Ausnahme: In hochtraumatischen Situationen kann es zur Abgrenzung für SKM hilfreich sein, in die dritte Person zu switchen	Lernfeld
	Feingefühl für Konnotationen der Wörter und Sprachregister *(z. B. im Ausdruck von Emotionen gibt es unterschiedliche Nuancen, für die andere Wörter verwendet werden)*	Lernfeld
	Wörtliches Übersetzen	Lernfeld
	Metapher/Bilder/kulturelle Muster erklären *(z. B. bildhafte Umschreibungen von Krankheiten erläutern: »Leber verrutscht«)*	Lernfeld
Reflexive Kompetenz	Bereitschaft zu Vor- und Nachbesprechung	Lernfeld/ Voraussetzung
	Supervision	Lernfeld/ Voraussetzung
	Reflexion emotionaler Stabilität/Belastbarkeit	Lernfeld
	Kritikfähigkeit	Lernfeld
	Reflexion eigener Betroffenheit	Lernfeld
	Emotionale Abgrenzung	Lernfeld
	Bewusstsein für Übertragungsphänomene *(z. B. wenn eine weibliche ältere SKM mütterliche Gefühle für eine*einen jüngere*n Klient*in entwickelt)*	Lernfeld
	Rollenklarheit/Loyalität *(SKM ist sich darüber im Klaren, dass er*sie für die Institution bzw. für TAFF tätig ist und nicht für den*die Klient*in)*	Voraussetzung/ Lernfeld
	Kompetenzen im Umgang mit psychischer Belastung/Psychohygiene *(Fähigkeit einschätzen zu können, wann es einem zu viel wird, Achtsamkeit für sich, z. B. Pause bei SKM-Tätigkeit)*	Lernfeld

Kompetenzbereiche	Detaillierung	Einordnung
Soziale Kompetenz	Sensitivität/Empathie *(Einfühlungsvermögen)*	Voraussetzung
	Teamfähigkeit	Voraussetzung/ Lernfeld
	Verschwiegenheit außerhalb der Sitzungen	Lernfeld
	Toleranz *(für jegliche Formen von Diversität: Homosexualität, religiöse Zugehörigkeit, Gender)*	Lernfeld
	Zuverlässigkeit/Pünktlichkeit	Voraussetzung
	Bewältigung schwieriger Situationen in der Triade *(z. B. erfolgreicher Umgang mit Spannungen mit Therapeut*innen)*	Lernfeld
Psychotherapeutisches Wissen	Therapiemethoden *(Kenntnis therapeutischer Vorgehensweise)*	Lernfeld
	Störungsbilder *(Krankheitsbilder, Symptome, Ursachen)*	Lernfeld

Diese Lernfelder werden in einem Ausbildungsprogramm von rund 40 Zeitstunden aufgeteilt in drei Module und in zwei Praxistransfereinheiten bearbeitet. In jedem der drei Module ist die Schwerpunktsetzung innerhalb des Kompetenzmodells unterschiedlich gewichtet (eine detailliertere Modulbeschreibung finden Sie im Online-Material):

1. Modul:

- Interkulturelle und selbstreflexive Kompetenz: Psychologie der Migration, kulturelle Identität – Selbsterfahrung und Selbstreflexion,
- Translatorische und kommunikative Kompetenz: Trialog-Technik.

Zwischen den Modulen finden insgesamt zwei Praxiseinheiten statt. Dabei handelt es sich um meist zweistündige Abendveranstaltungen, die zum Einüben der gelernten Methoden dienen, und in der die Schulungsteilnehmenden Beispiele aus ihrer bisherigen Arbeitspraxis einbringen und reflektieren (können). Darüber hinaus erfüllen die Praxiseinheiten eine weitere wichtige Funktion: An diesen nimmt ein externer Supervisor oder eine externe Supervisorin aus der jeweiligen Region teil, akquiriert von den TAFF-Berater*innen. Diese

Supervisor*innen sollen im Anschluss an die Schulung regelmäßig Supervisionen für die Sprach- und Kulturmittler*innen durchführen. Die Praxiseinheiten dienen auch dazu, die Supervisor*innen mit der Methode der Triade vertraut zu machen.

Praxistransfereinheit I:
- Vertiefen der bisherigen Inhalte,
- Üben an eigenen Beispielen und Erfahrungen.

2. Modul:
- Interkulturelle und selbstreflexive Kompetenz: kulturelle Missverständnisse und eigene Erfahrungen mit diesen,
- Translatorische und kommunikative Kompetenz: Weitere Trialogtechniken und unterschiedliche Übersetzungssettings,
- Soziale Kompetenz: Bewältigung schwieriger Situationen, rechtliche Aspekte und Verschwiegenheit,
- Reflexive Kompetenz: Rollenkonflikte.

Praxistransfereinheit II:
- Vertiefen der bisherigen Inhalte,
- Üben an eigenen Beispielen und Erfahrungen.

3. Modul:
- Psychotherapeutisches Wissen: psychische Erkrankungen, Therapien und Bedeutung für das Übersetzen,
- Reflexive Kompetenz: Selbstfürsorge, Psychohygiene und Erkennen eigener Belastung.

Methodisch wird mit einem Mix aus Input, Selbstreflexionselementen, Gruppengesprächen und Rollenspielen gearbeitet.

Die Schulung wird von einem Trainertandem von kunterMund und seit Kurzem auch von GECKO-Trainer*innen (s. u.), die von kunterMund geschult wurden, durchgeführt. Ergänzend erfolgt eine Betreuung und Begleitung der Sprach- und Kulturmittler*innen durch die Kontakt- und Koordinierungsstelle. Dies bedeutet, es werden regelmäßige Austauschtreffen organisiert, bei Bedarf Einzel- und Gruppensupervision durch Externe durchgeführt und etwaige Vertiefungen der Kompetenzen angeboten. Alle diese Aktivitäten werden als integraler Bestandteil des Kompetenzaufbaus und der Kompetenzsicherung verstanden.

Als eine organisatorische Herausforderung beim Managen des Sprach- und Kulturmittler*innen-Pools zeigt sich die Qualifizierung von neuen geeigneten Personen, die einzeln und erst nach Ablauf der Qualifikationsmaßnahme identifiziert werden oder Interesse bekunden, mitzuwirken. Um keine langen Wartezeiten auf etwaige erneute Schulungen entstehen zu lassen, empfiehlt es sich, vor Ort Personen zu Trainer*innen auszubilden, damit diese Nachschulungen bzw. Einzelausbildungen vornehmen können. Diese Herangehensweise wird z. B. in dem Projekt GECKO praktiziert. Weiterhin beginnt TAFF überregionale Schulungen zu organisieren, die von diesen Einzelpersonen besucht werden können.

Noch eine pragmatische Anmerkung an dieser Stelle: Trotz aller Bemühungen um qualifizierte Sprach- und Kulturmittler*innen lassen sich diese im Alltag nicht immer umsetzen. Mal fehlt es an geeigneten Personen, mal lässt sich kein Termin finden, mal ist der Termin zu kurzfristig festgelegt worden oder die Finanzierung fehlt. In solchen Situationen gilt natürlich, dass eine englischsprachige Beratung oder Therapie besser ist als keine und selbst eine Beratung in Deutsch für Klient*innen mit rudimentären Sprachkenntnissen eine Form der Stützung und Stabilisierung in der Krise darstellen kann. Es gilt dabei abzuwägen, welche Intervention auf welchem Verständigungsniveau Sinn macht. Darüber hinaus plant TAFF, die Methode des Videodolmetschens zu forcieren, die in den Fällen Einsatz finden kann, wenn eine Sprachmittlung in der Muttersprache nötig erscheint, aber vor Ort keine geeigneten Sprach- und Kulturmittler*innen einsatzbereit sind. Trotz der zunehmenden Qualität der technischen Möglichkeiten gilt diese Methode nur als Ergänzung, nicht aber als Ersatz zur lokalen Ausbildung und Pflege eines Sprach- und Kulturmittler*innenpools.

8.2 Psychotherapeut*innen

Die psychotherapeutische und psychiatrische Arbeit mit geflüchteten Menschen bringt Anforderungen mit sich, die so in der alltäglichen Arbeit von niedergelassenen Therapeut*innen nicht die Regel sind. Hinzu kommt, dass Themen wie kultursensible Therapie, Arbeiten mit Sprach- und Kulturmittler*innen und zum Teil auch Traumata in der Ausbildung zur Psychotherapeut*in unzureichende Berücksichtigung finden. Das wiederum kann dazu beitragen, dass Psychotherapeut*innen sich der Aufgabe nicht gewachsen fühlen. Deshalb erachtet TAFF das Angebot entsprechender Schulungen für unabdingbar.

Wie bereits angeklungen, erstrecken sich die Anforderungen auf folgende Aufgabenbereiche:

1. Spezifische belastende Lebensumstände und Trauma

Geflüchtete bringen oft komplexe Muster von psychischer Mehrfachbelastung mit in die Therapie, die spezifisch für diese Patient*innengruppe sind. Daher zielt die eintägige Fortbildung unter dem Titel »Trauma und Migration – Auswirkungen auf ein Leben in Deutschland« darauf ab, den Fokus auf den therapeutischen Bedarf von Geflüchteten zu weiten und die Stressoren vor, während und nach der Flucht in der Therapie zur berücksichtigen, da insbesondere die Bewältigung der aktuellen Lebensumstände oft im Zentrum der Therapie steht – meist stärker als eine klassische Traumatherapie (Liedl, Böttche, Abdallah-Steinkopff u. Knaevelsrud, 2016). Die Veranstaltung orientiert sich dabei an dem 3-Säulen Modell der psychischen Belastungen für Geflüchtete (Liedl, 2018).

Schwerpunkte in der Fortbildung sind:

- frühzeitiges Erkennen von Traumafolgestörungen,
- Erkennen von migrations- und fluchtbezogenen Belastungsfaktoren und Anpassungsmustern,
- Umgang mit Multimorbidität und komplexen Anpassungsstörungen,
- Auswirkungen von PTBS auf die Alltagsbewältigung der Geflüchteten.

Wie bei der vorangestellten Fortbildung bieten lokale Supervisions- und Intervisionsangebote einen Rahmen, um den Transfer und die Etablierung einer guten therapeutischen Praxis zu unterstützen.

2. Kultursensible Therapie und Diagnose

Um Psychotherapeut*innen und Psychiater*innen die Anpassung westlicher therapeutischer Verfahren an Patient*innen, die in Asien, Afrika oder dem Nahen Osten sozialisiert wurden, zu erleichtern, bietet TAFF in Kooperation mit Refugio München eine eintägige Schulung an.

Neben einer Verbesserung des therapeutischen Prozesses durch kulturelle Anpassung und Vermittlung der verwendeten Verfahren (Chowdhary et al., 2014; Hall, Ibaraki, Huang, Marti u. Stice, 2016; Hett, 2013; Huang u. Zane, 2016; Nagayama-Hall et al., 2019; Owen, Imel, Adelson u. Rodolfa, 2012) geht es im Schritt davor auch darum, die Qualität der Diagnose durch geeignete Anpassungen zu heben (Adeponle, Thombs, Groleau, Jarvis u. Kirmayer, 2012; Kirmayer u. Ryder, 2016).

Schwerpunkte in der Fortbildung sind:

- unterschiedliche Menschenbilder und Wertvorstellungen in den Herkunftsländern der Geflüchteten,
- kulturspezifische Krankheits- und Heilungskonzepte,
- Stereotype und Vorurteile,
- praktische Umsetzung in der kultursensiblen Beratung und Therapie: Methoden und Selbstreflexion.

Im Rahmen dieser Fortbildung kann das Thema nicht abschließend behandelt werden, sondern es wird im Sinne einer kultursensiblen therapeutischen Praxis ein Reflexionsprozess angestoßen, der im Rahmen von lokalen Supervisions- und Intervisionsangeboten begleitet wird (siehe dazu auch Kapitel 4 und 5 zum Aufbau eines Standortes und Kapitel 10 zur Qualitätssicherung).

3. Sprache und Verständigung

Um psychotherapeutische und psychiatrische Unterstützung in Anspruch nehmen zu können, benötigen Geflüchtete häufig qualifizierte sprachliche und kulturelle Vermittlung (Kirmayer, Guzder u. Rousseau, 2014). Dies verwandelt das klassische therapeutische Setting von einer Dyade in eine Triade (Morina, 2019).

Selbst bei Grundkenntnissen in der deutschen Sprache empfiehlt sich in der Therapie der Einsatz von Sprach- und Kulturmittler*innen. Um dies zu verdeutlichen, machen wir hier einen kurzen fachlichen Exkurs zu den Herausforderungen einer nicht-muttersprachlichen Therapie:

- Die Verunsicherung bei Klient*in und Berater*in/Therapeut*in (z. B. Beratung in Englisch) kann in einem ohnehin von vielen Unklarheiten geprägten Setting durch die Fremdsprache zunehmen.
- Bei sehr unterschiedlichen Sprachniveaus kann ein zusätzliches hierarchisches Ungleichgewicht in der Beratung entstehen: Eine Seite fühlt sich beeinträchtigt, die andere bewegt sich sicher in der Muttersprache.
- Aus Scham wird nicht zugegeben, dass man nicht alles verstanden hat, sich nicht angemessen ausdrücken kann.
- Sprachliche Missverständnisse können zunehmen.
- Der Transfer von Kompetenzen in den Anwendungskontext kann dadurch erschwert werden, dass im Lernkontext (Therapie) eine andere Sprache verwendet wird als im Anwendungskontext (z. B. Familie) (Seiberling u. Kauffeld, 2017).

Die Herausforderungen können allerdings noch tieferliegenderer Natur und mit Themen der kulturellen Identität verschränkt sein und verdienen daher besondere Beachtung in der Beratung. Bearbeiten zweisprachige Menschen z. B. Persönlichkeitsfragebögen, so unterscheiden sich deren Ergebnisse in Abhängigkeit von der Fragebogensprache. Dies bedeutet, je nach Sprache scheinen die Menschen ein unterschiedliches Bild von sich zu haben. Begleitende Verhaltensbeobachtungen belegen, dass dies nicht nur das Selbstbild der Personen war, sondern dass sie sich je nach gewählter Sprache unterschiedlich verhalten (Chen u. Bond, 2010; Ramírez-Esparza, Gosling, Benet-Martínez, Potter u. Pennebaker, 2006). Dies ist durchaus plausibel, denn eine Sprache gut zu sprechen, bringt einen bestimmten Habitus mit sich: Intonation, Körpersprache und Formulierungen verändern sich entsprechend kultureller Gepflogenheiten. Dies legt nahe, dass nicht ein rein sprachliches Codeswitching erfolgt, sondern sich Verhalten, Selbstbild und damit Facetten der eigenen Persönlichkeit je nach Sprachgebrauch und damit Anwendungskontext wandeln (Hong, Zhan, Morris u. Benet-Martínez, 2016).

Es empfiehlt sich also, Sprache, Sprachwechsel und damit verbundene kulturelle Aspekte in der Beratung zu thematisieren. Ivey und Kollegen schlagen dafür eine interessante Methodik vor, die nicht nur für zweisprachige Klient*innen hilfreich sein kann, sondern immer, wenn Klient*innen nicht in der Muttersprache beraten werden bzw. vom Beratungskontext in den Anwendungskontext ein Sprachwechsel erfolgt (Ivey, Ivey u. Zalaquett, 2017): Sie schlagen vor, dass Klient*innen zentrale Fragen der Berater*innen zuerst in ihrer Muttersprache beantworten sollen, um sich zunächst »richtig« ausdrücken zu können. Erst im zweiten Schritt übersetzen und erklären sie dem oder der Berater*in, was sie in der Muttersprache gesagt haben. Damit wird für Klient*innen die Möglichkeit geschaffen, eine für sie stimmige Antwort zu geben und aus diesem Gefühl und emotionaler Gestimmtheit heraus nach einer geeigneten Übersetzung zu suchen.

Der Forschungsstand macht deutlich, dass die Arbeit mit Sprach- und Kulturmittler*innen Chancen für eine verbesserte Wirksamkeit der therapeutischen Bemühungen sorgt. Die immer wieder gestellte Grundsatzfrage, ob Therapie mit Sprach- und Kulturmittler*innen überhaupt möglich ist, wird durch eine Reihe von Studien und Praxisberichten bejaht – wenn bestimmte Qualifikationsvoraussetzungen auf Seiten der Sprach- und Kulturmittler*innen und der Therapeut*innen gegeben sind (Abdallah-Steinkopff, 2006; Hunt u. Swartz, 2017; Miller, Martell, Pazdirek, Caruth u. Lopez, 2005; Mirdal, Ryding u. Essendrop Sondej, 2012; Wolf u. Özkan, 2012).

An dieser Stelle setzt TAFF mit seinem Angebot für Psychotherapeut*innen an, sie in einer eintägigen Schulung gemeinsam mit Sprach- und Kulturmittler*innen für die Arbeit in der Triade zu schulen. Kerninhalte in der Schulung sind:

- Rollenklärung und Rollen bzw. Aufgabenverteilung in der Triade,
- Sensibilisierung für typische Herausforderungen in der Triade,
- Arbeitstechniken in der Arbeit mit Sprach- und Kulturmittler*innen,
- Umgang mit Konflikten in der Triade,
- Vorstellung des Praxis-Leitfadens zur Arbeit mit Sprach- und Kulturmittler*innen von Refugio München (Abdallah-Steinkopff, 2018; Liedl, 2018),

- Üben, typische Elemente einer Therapie in der Triade umzusetzen, z. B. Kontaktaufbau, Erklären der Therapeut*innen-Rolle und der des*der Sprachmittler*in, Anamnese.

Diesen Schulungen kommen im Rahmen der Netzwerkarbeit eine besondere Bedeutung zu: Sprach- und Kulturmittler*innen und Therapeut*innen lernen sich kennen und die Veranstaltung kann in der Region identitätsstiftend wirken, da die Beteiligten erleben, nicht allein in der psychotherapeutischen Arbeit mit Geflüchteten tätig zu sein.

4. Spezifische therapeutische Anforderungen

Je nach Qualifikationsprofil der lokal kooperierenden Psychotherapeut*innen oder Psychiater*innen und dem Behandlungsbedarf der Geflüchteten können bei spezifischen Themen der Therapie zusätzlich Fortbildungen und Austausch mit Expert*innen in diesen Themen notwendig sein. Es kann z. B. nicht davon ausgegangen werden, dass alle approbierten Therapeut*innen, die vor Ort mit Geflüchteten arbeiten, vertiefte Fortbildungen oder Erfahrungen im Bereich Traumata vorweisen. Hintergrundwissen zu Traumata und zum Umgang mit traumatisierten Menschen in der Psychotherapie ist jedoch hilfreich, selbst wenn das Trauma nicht im Zentrum der Behandlung steht[9]. Daher bietet TAFF bei Bedarf Fortbildungen zu Grundlagen der Traumatherapie, Traumapädagogik und zur psychotherapeutischen Arbeit mit Menschen mit Traumata an.

In der praktischen Umsetzung bedeutet dies, im Gegensatz zu den drei vorangegangenen Fortbildungsmodulen, die standardmäßig an allen TAFF-Standorten durchgeführt werden, dass die spezifischen Angebote nur nach Bedarfserkennen durch die Kontakt- und Koordinierungsstelle erfolgen. Anders als die anderen bereits genannten Fortbildungen bietet TAFF diese Fortbildung in Kooperation mit dem THZ in Nürnberg an.

---

9 Vertiefte therapeutische Qualifikationen der Therapeut*innen im Bereich Traumata sind im Setting von TAFF keine zwingende Voraussetzung, da nicht selten Angststörungen, Depressionen, Anpassungsstörungen oder konkrete Symptomatiken wie Schlafstörungen oder Impulskontrolle im Vordergrund der Behandlung stehen.

9 (Therapeutische) Unterstützung von geflüchteten Menschen

Die therapeutische wie nichttherapeutische Unterstützung von geflüchteten Menschen erfordert je nach Setting unterschiedliche Vorgehensweisen. In diesem Kapitel werden Handlungsansätze und beraterische Vorgehensweisen in der Einzelberatung und in einer Vielzahl an Gruppenkonzepten vertiefend dargestellt.

9.1 Einzelberatung

Grundsätzlich sieht sich TAFF in der Einzelarbeit mit Klient*innen einem pragmatischen, therapieschulen-übergreifenden Beratungsansatz verpflichtet. Aufgrund der oft fragilen Lebensumstände der Klient*innen sind in der Regel ressourcenorientierte Herangehensweisen, Methoden zur Stärkung der Selbstwirksamkeit, Psychoedukation, Kriseninterventionen und Interventionen aus der Kurzzeittherapie die ersten Mittel der Wahl. Sollte sich ein intensiverer Unterstützungsbedarf bei Klient*innen herauskristallisieren aber eine Weitervermittlung nicht möglich sein, hängt die Intensität der therapeutischen Arbeit in den TAFF-Beratungsstellen von der konkreten Situation der Klient*innen und den Kompetenzen und Erfahrungen der jeweiligen TAFF-Berater*innen ab. Als Orientierung dienen dabei die Leitlinien der Fachgesellschaften zur Behandlung der jeweiligen psychischen Erkrankungen. Die aktualisierte Übersicht aller Leitlinien findet sich auf der Internetseite der Bundespsychotherapeutenkammer (Bundespsychotherapeutenkammer, 2021).

Werden Klient*innen an TAFF vermittelt, so stehen häufig die klinische Symptomatik (z. B. mangelnde Impulskontrolle, depressive Stimmung, Rückzug, Konflikte) und die Erwartungen an eine unmittelbare Hilfe zur Reduktion der Symptomatik im Vordergrund. Um die Motivation nicht zu verringern, gilt es, den Klient*innen zu erklären, dass zu Beginn eine umfassende, kultursensible Anamnese vorgenommen werden muss, nämlich, um später bedarfsgerecht arbeiten zu können: Gemäß dem 3-Säulen Modell[10] (Liedl u. Abdallah-Steinkopff, 2017) sollten bei der Anamnese neben den unmittelbaren klinischen Aspekten der belastende Alltag in Deutschland (Wohnsituation, Perspektive, Diskriminierung/Rassismus, kaum Zugang zu Hilfsangeboten) und der Postmigrationsprozess (Heimweh, Identitätssuche, Verlust von Ressourcen und sozialen Bezügen, kulturelle Adaptation) berücksichtigt werden.

Eine Engführung auf die rein klinische Symptomatik ist zu vermeiden, da sonst das Risiko einer Stigmatisierung der Klient*in ohne Berücksichtigung der störungsförderlichen bzw. -aufrechterhaltenden oder -auslösenden Lebensbedingungen in Deutschland besteht. Gleichzeitig steht für zahlreiche Klient*innen die Alltagsbewältigung im Vordergrund des Unterstützungsbedarfs – so dass über den Weg der unmittelbaren Alltagsbewältigung gegebenenfalls ein Zugang zur Bewältigung der klinischen Symptomatik erfolgt. In der Beratungsarbeit wird dabei auch mit kleineren Übungen gearbeitet, die als eine Art Hausaufgabe aufgegeben werden. Diese Methode wird von Beginn an eingesetzt, weil damit kleine erste Handlungserfolge erzielt werden können, die auch ein wenig den Wunsch nach einer schnellen Reduktion der Symptomatik bedienen.

Die umfassende Anamnese dieser drei Säulen wurde für TAFF in einem Anamnese-Leitfaden vereint, der sich neben den praktischen Erfahrungen aus drei wissenschaftlichen Quellen speist:

1. Leitfaden zur Analyse des Migrationsprozesses (Gavranidou, Abdallah-Steinkopff, 2008),
2. Fragebogen zu Postmigrationsstressoren (Silove, Steel, McGorry u. Mohan, 1998),
3. Exploration kulturspezifischer Krankheits- und Heilungsvorstellung (Cultural Formulation Interview des DSM-5 bzw. adaptierte Form von Mika, Abdallah-Steinkopff, Gavranidou, 2015).

10 Die 3 Säulen umfassen: 1. Postmigrationsprozess, 2. Belastender Alltag, 3. Psychische, klinische Aspekte.

Auf der Vielfältigkeit der Problemquellen fußt die Empfehlung, TAFF-Kontakt- und Koordinierungsstellen interdisziplinär zu besetzen, um sowohl den sozialarbeiterischen Aspekten (Soyer, 2019; Ebert, 2016) als auch den psychologisch-therapeutisch/-diagnostischen Facetten (Stammel u. Böttche, 2016; Maier, Schmidt u. Müller, 2010) gerecht werden zu können.

Eine besondere Herausforderung stellen die kultursensible Adaptation der Beratungsziele, die Beziehungsgestaltung und Methodik dar (Schmid, 2021). Darüber hinaus müssen oft beträchtliche Abstriche gemacht werden in Bezug auf die idealen Vorstellungen der Behandlung, wie sie in Behandlungsleitlinien formuliert sind, und die Möglichkeiten vor Ort.

Für die Einzelberatung werden für wiederkehrende Situationen (z. B. Anamnese) und besonders herausfordernde Konstellationen (z. B. Umgang mit Suizidgefahr) fortlaufend Standards und Leitlinien erarbeitet. Um Dopplungen in der Darstellung zu vermeiden, werden diese Standards und Leitlinien im folgenden Kapitel zur Qualitätssicherung beschrieben.

9.2 Gruppenkonzepte

Gruppenformaten kommt in der psychotherapeutischen Behandlung eine große Bedeutung zu, da sie neben der offensichtlichen Ökonomie in der Durchführung eine Reihe von Vorzügen mit sich bringen, die ganz spezifisch für das Gruppensetting sind, wie z. B. Nutzen des Wissens der Gruppenmitglieder, Anregungs- und Feedbackfunktion, soziale Unterstützung der Gruppe, erhöhte Verbindlichkeit, wechselseitige Modellfunktion usw. (Fiedler, 2001).

Vorteile und Herausforderungen von Gruppenangeboten

In der Arbeit mit Geflüchteten erhalten viele dieser Facetten zusätzliches Gewicht, da diese Menschen oft über ein reduziertes soziales Netzwerk (im Vergleich zu Einheimischen) verfügen. So erlangen soziale Unterstützung und Rückkopplung ein besonderes Gewicht. Darüber hinaus bietet die Gruppe die Möglichkeit, eigene Probleme als »normal« und »typisch« für die eigene Situation wahrzunehmen und sich nicht als »verrückt« und allein mit der Problematik zu fühlen (Liedl, Schäfer u. Knaevelsrud, 2013). Die Gruppe stellt einen einmaligen Raum der sozialen Unterstützung und des kulturellen Wissens dar, den die Therapeut*innen allein in diesem Maße nicht einbringen können.

Gleichzeitig entstehen besondere Herausforderungen aus dem ambulanten Gruppenangebot an Menschen mit Fluchterfahrung, da unter Umständen aus relativ wenigen Kontakten eine Einschätzung erfolgen muss, ob Klient*innen stabil und geeignet für ein Gruppensetting sind. Für die Konzeption solcher Maßnahmen gilt es, die Teilnehmer*innengruppe sprachlich, kulturell und unter Umständen genderbezogen genau zu definieren, da z. B. zu große sprachliche Vielfalt aufgrund der Übersetzung die Dynamik im Austausch beeinträchtigen kann, Spannung zwischen verschiedenen Herkunftskulturen der Teilnehmer*innen in die Gruppe getragen werden könnten bzw. gemischtgeschlechtliche Gruppen thematisch oder kulturell ungeeignet sein können.

Im ländlichen und kleinstädtischen Raum sind die Herkunfts-Communities aus den einzelnen Ländern teilweise überschaubar und eng vernetzt, so dass sich in den Gruppen Personen begegnen, die im Alltag unterschiedliche Berührungspunkte haben können. Verschwiegenheit und der Aufbau von Vertrauen können daher besondere Aufmerksamkeit erfordern.

Im Rahmen des Stepped-Care-Ansatzes von TAFF kommen den gruppentherapeutischen Angeboten aus dreierlei Gründen besondere Bedeutung zu:

1. Aus Kapazitätsgründen ist es oft schwierig, Geflüchtete unmittelbar und ohne Wartezeiten in eine Einzeltherapie zu vermitteln. In der Zeit bis zum Start der Einzelbehandlung können über gruppentherapeutische Angebote sowohl Stabilisierung als auch Psychoedukation sichergestellt werden.
2. Für manche Klient*innen ist eine Einzeltherapie (zunächst) nicht indiziert und ein Gruppenangebot ein ausreichendes, niedrigschwelliges Angebot zur Behandlung spezifischer Probleme, wie z. B. Schlafstörungen, Emotionsregulation, und zur Stärkung des Erlebens eigener Selbstwirksamkeit.
3. Gruppenangebote bieten alternative therapeutische Zugänge im Vergleich zu dem kulturspezifischen, sprachbasierten Setting der

Einzeltherapie. So eröffnen z. B. körperbezogene Angebote wie Entspannungs- oder Yogagruppen unmittelbare Bewältigungsstrategien, um mit eigener Anspannung, Spannungsschmerzen oder Einschlafproblemen besser zurecht zu kommen. Kunsttherapeutische Formate hingegen geben Raum für einen nichtsprachlichen Ausdruck der eigenen Befindlichkeit, können eine Aktivierung von Ressourcen schaffen oder der Entwicklung von Therapiezielen dienen. Dabei können solche Formate allein oder begleitend zu einer Einzeltherapie stehen.

Erfahrungen aus der Praxis

Bei der Zusammenstellung der Gruppen ist genau zu prüfen, an wen sich das Angebot richtet. Je nach Inhalt kann es von Bedeutung sein, geschlechtsspezifische oder auch herkunftsbezogene Gruppenbildungen vorzunehmen. Das gilt jedoch nicht automatisch und für jedes Angebot: Manchmal können auch gemischtgeschlechtliche und plurikulturelle Gruppen sinnvoll sein, da diese den Perspektivwechsel und die Intergruppenverständigung verbessern können.

Was die konkrete Gewinnung möglicher Teilnehmer*innen angeht, zeigt die Erfahrung, wie wichtig die Berücksichtigung der Beziehungsebene ist. Werden Klient*innen von externen Stellen zu einem Gruppenangebot angemeldet oder vermitteln die TAFF-Berater*innen die Klient*innen in ein Gruppenangebot, das sie nicht selbst durchführen, so reichen oft sachlich-neutrale Informationen über das Angebot nicht aus. Vielmehr ist es für die Klient*innen wichtig, genauere Informationen über den*die Trainer*in zu erhalten, im besten Fall findet vorher bereits eine gemeinsame Begegnung mit den Trainer*innen statt oder die TAFF-Berater*innen sind bei der ersten Sitzung mit zugegen. Erst das persönliche Kennenlernen schafft die nötige Vertrauensbasis, um sich auf eine Teilnahme einzulassen.

Weiterhin hat sich gezeigt, dass bisweilen eine zeitliche Anpassung bestehender Konzepte erforderlich ist. So wurde gerade bei Programmen, die aus bis zu zwölf Einzelterminen bestehen, in der praktischen Umsetzung eine Verkürzung auf acht bis zehn Termine vorgenommen, da es im kleinstädtischen und ländlichen Raum mit langen Anfahrtswegen schwierig sein kann, die Teilnehmer*innen so häufig zusammenzubringen.

Im Folgenden werden nun die Gruppenformate aus den letzten Jahren der verschiedenen TAFF-Standorte aufgeführt. Die angebotenen Gruppen richten sich an den Kompetenzen und Ressourcen vor Ort aus sowie an den Bedürfnissen der Klient*innen, aber auch – ganz praktisch – daran, welche Räumlichkeiten zur Verfügung standen (z. B. für Kunsttherapie oder Bewegungstherapie). Daraus ergibt sich eine vielfältige, allerdings nicht beliebige Zusammensetzung verschiedener Gruppenformate, die nach Zielgruppe (geschlechts-, alters- oder herkunftsbezogen oder auch nach Art der psychischen Erkrankung), nach Schwerpunktsetzung (Entspannung, Psychoedukation, Emotionsregulation, Behandlung von Schlafstörungen o. Ä.) oder auch nach angewandten Methoden variieren (Yoga, Kunsttherapie, tiergestützte oder gesprächsbasierte Ansätze).

Stabilisierende und psychoedukative Gruppen

Diese Gruppen fanden in vielen Variationen statt, z. B. reine Frauengruppen, Männergruppen, muttersprachliche Gruppen (z. B. mit nigerianischen Frauen) usw.

Zielgruppe
Psychisch belastete Geflüchtete, in der Regel mit Verdachtsdiagnose PTBS

Konzept und Ziele
Die Teilnehmer*innen lernen die eigenen psychischen Beeinträchtigungen besser verstehen und können deren Entstehung besser nachvollziehen. Sie verstehen die psychischen und physischen Symptome als normale Reaktion auf extreme Erlebnisse. Gleichzeitig werden Techniken und Methoden (Entspannungsverfahren, Erstellung von Skill-Boxen etc.) erarbeitet, um mit den Symptomen im Alltag besser zurechtzukommen. Damit sind Kernziele, ein besseres Verständnis für die eigenen Beeinträchtigungen und mehr Selbstwirksamkeit im Alltag zu erlangen. Die Maßnahmen orientieren sich an den Empfehlungen aus dem Manual zur Psychoedukation bei PTBS für Geflüchtete (Liedl, Schäfer u. Knaevelsrud, 2013).

Struktur
6–10 Gruppensitzungen à 2 Stunden. Wie bereits ausgeführt, finden die Gruppen geschlechtergetrennt und oft in kulturell homogenen Zusammensetzungen statt.
Die Struktur und der Umfang dieser Gruppen variieren jedoch beträchtlich, da sie in unterschiedlichen Settings angeboten werden: Von Abendveranstaltungen bis hin zu gemischtkulturellen Gruppen mit jungen Erwachsenen an Berufsschulen.
Die Gruppengröße beträgt zwischen 6–12 Personen.
Die Gruppe wird von zwei Personen mit traumapädagogischer Ausbildung oder Kenntnissen geleitet.

Gruppen zur Emotionsregulation – STARK (Skills-Training zur Affektregulation)

Dieses Format basiert auf dem Konzept STARK von Refugio. Da Refugio für die TAFF-Berater*innen eine Fortbildung zu dem Konzept angeboten hat, wurde dieses Konzept nicht nur an einem Standort, sondern an mehreren umgesetzt, zum Teil mit lokalen Schwerpunktsetzungen und Anpassungen (z. B. was die Zielgruppe angeht). Das Konzept wird hier allgemeiner skizziert, ohne im Detail auf die lokalen Anpassungen einzugehen.

Zielgruppe
Die Gruppenmaßnahme ist ein transdiagnostisches Angebot für Geflüchtete mit Beeinträchtigung der Emotionsregulation. Dies macht das Gruppenangebot besonders breit einsetzbar, da sowohl Geflüchtete mit Verdacht auf PTBS, Depression als auch Angststörungen an der Gruppe teilnehmen können.

Konzept und Ziele
Das kultursensible Gruppenprogramm STARK vermittelt wirksame Skills zur Emotionsregulation, die besonders Menschen helfen, die aus ihrem Heimatland fliehen mussten. Oft haben sie traumatisierende Erfahrungen hinter sich und sind dadurch mit einer Vielzahl von heftigen emotionalen Reaktionen konfrontiert. In einer STARK-Gruppe lernen sie, wie sie die Kontrolle über ihre Gefühle zurückerlangen, um auch schwierige Situationen im neuen Land adäquat

und souverän bewältigen zu können. Dieses Programm kombiniert damit ebenfalls psychoedukative Elemente mit dem Aufbau von Fähigkeiten und dem Erlernen von Bewältigungsstrategien. Das Manual wurde von Refugio München entwickelt und evaluiert (Koch u. Liedl, 2019).

Struktur

Das Manual sieht vier Module vor (Training Emotionswahrnehmung, Training Emotionsregulation, Umgang mit spezifischen Emotionen, Wiederholung und Abschluss), die sich auf bis zu 15 Sitzungen à 2 Stunden aufteilen.
Die Gruppengröße beträgt zwischen 6–12 Personen.
Die Gruppen wurden in der Regel von zwei Personen geleitet, die zuvor eine Schulung bei Refugio zur Anwendung des Manuals durchlaufen hatten.

Kunsttherapie für Erwachsene

Zielgruppe

Die Gruppenmaßnahme ist ein transdiagnostisches Angebot für Geflüchtete mit Verdachtsdiagnosen wie Depression, PTBS, Angststörungen und Anpassungsstörungen. Dies macht das Gruppenangebot besonders breit einsetzbar – insbesondere, weil es weniger stark sprachbasiert ist als andere Angebote.

Konzept und Ziele

Im Zentrum stehen die Ressourcenaktivierung mit gestalterischen Mitteln (z. B. Gestaltung von Schutzräumen, Entwicklung von Lebenskraft) und die nonverbale, künstlerische Bewältigung von unaussprechlichen Erlebnissen. Gleichzeitig kann die eigene schöpferische Kraft neu entdeckt werden, die Lebensfreude nimmt zu, die Konzentrationsfähigkeit wird trainiert und Entspannung bei der künstlerischen Arbeit kann erlebt werden.

Struktur

Bis zu 12 Termine à 2 Stunden bei 6–10 Teilnehmer*innen.
Die Gruppenleitung erfolgte durch ausgebildete Kunsttherapeut*innen, teilweise assistiert durch TAFF-Mitarbeiter*innen.

Tiergestützte Therapie

Zielgruppe

Dieses Angebot richtet sich an Familien und insbesondere Kinder, die psychische und psychosomatische Symptome zeigen (z. B. Rückzug, Einnässen, Essensverweigerung), und bietet einen nichtsprachlichen niedrigschwelligen therapeutischen Zugang.

Konzept und Ziele

Die Kinder und Jugendlichen erleben eine lebendige, interaktive Beziehung zum Tier, das eine neue Erfahrung im Hinblick auf sich selbst und ihre Umwelt bietet. Die traumatisierten Kinder und Jugendlichen erleben durch das Tier eine positive und vertrauensfördernde Beziehung, die sie in ihrem Selbstvertrauen stärkt. Der Kontakt mit gezielt ausgebildeten Tieren verbessert nachweislich die Emotionsregulation, trägt zur Reduktion von Stress- und Angstempfinden bei und verbessert die soziale Interaktionsfähigkeit (Lass-Hennemann, Holz u. Michael, 2015).

Um kultursensibel vorzugehen, empfiehlt es sich, die Einstellung gegenüber den eingesetzten Tieren (Hunde, Pferde) vor der Maßnahme abzuklären. Dadurch ergaben sich in keinem Fall Einschränkungen.

Struktur

Die Gruppengröße beträgt maximal 6 Personen. Da ein Vertrauensaufbau mit den Tieren Zeit erfordert, sind 10 Sitzungen das Minimum.

Die Maßnahmen wurden von Therapeut*innen mit einer spezifischen Ausbildung in tiergestützter Therapie und speziell ausgebildeten Tieren durchgeführt.

Yogagruppe für Männer

Zielgruppe

Die Gruppenmaßnahme ist ein Angebot für Geflüchtete mit traumatischen Erfahrungen. Da keine sprachlichen Voraussetzungen gegeben sind, ist das Angebot für alle Geflüchteten offen, die eine Stunde lang körperliche Übungen praktizieren können.

Konzept und Ziele

Eine traumasensible Yogagruppe hat das Ziel, Elemente zu stärken, die durch Traumata betroffen sind, wie z. B. das Erleben des gegenwärtigen Augenblicks, da sich Traumata auch so auswirken, dass die Betroffenen nicht präsent sein können. Obwohl ein erlebtes Trauma in der Vergangenheit liegt, reagiert der Körper eines Betroffenen weiter, als befände er sich noch in akuter Gefahr. Traumata haben erwiesenermaßen eine tiefreichende Wirkung auf den Körper.

Die Teilnehmenden lernen durch Methoden wie Yogaübungen, Atemübungen oder Body-Scans die eigene Körperspannung wahrzunehmen und bewusst zu entspannen. Auf diese Weise stellt sich ein Gefühl der inneren Sicherheit, Stärke und Freude ein. Die Teilnehmenden lernen, dass sie selbst etwas tun können, um ihr Leiden zu mindern. So entsteht Selbstwirksamkeit. Gleichzeitig können traumatische Körpererfahrungen abgebaut werden.

Struktur

Wöchentlich stattfindende Termine in zwei Städten, jeweils abends eine Stunde. Die Teilnehmendenanzahl ist auf 12 begrenzt. Die Gruppe wird von einem TAFF-Mitarbeiter durchgeführt.

Sternschnuppenstunden: Langzeitgruppe mit wechselnden Themen – SHABAB

Zielgruppe

Psychisch belastete Mütter mit Fluchthintergrund (in diesem Fall: Dari-Farsi-sprachig) und Verdachtsdiagnose Anpassungsstörung. Durch eine begleitende Kinderbetreuung und persönliche Ansprache durch die Sprach- und Kulturmittler*in bei der Akquise der Teilnehmerinnen wird ein besonders niedrigschwelliger Zugang angestrebt.

Konzept und Ziele

Das Gruppenangebot ist bewusst langfristig angelegt, um die Teilnehmerinnen bei der Strukturierung ihres Alltags zu unterstützen (Tages- und Wochenstruktur). Gleichzeitig können dadurch inhaltlich eine Vielzahl unterschiedlicher Themen bearbeitet werden, die unter Einbindung unterschiedlicher Fachexpert*innen als Gäste erfolgt.

Das Programm umfasst fünf Grundbausteine:
1. Migrationsreflexion und Kultursensibilität
2. Erziehungsalltag
3. Psychische Stabilität
4. Lebensnahe Themen und alltagsnahe Problembewältigung
5. Kunsttherapeutische Begleitung

Diese fünf Bausteine fächern sich auf in folgende Themenblöcke, die teilweise über mehrere Veranstaltungen reichen. Wie in den Praxiserfahrungen aus dem Allgäu geschildert, könnten die Teilnehmerinnen aktiv die Themenauswahl mitgestalten:
- Psychoedukation zu Stress und psychischen Symptomen,
- Selbstwirksamkeitssteigerung, Skills-Erwerb und Ressourcenförderung,
- Kunsttherapie,
- Erziehung (Pendeln zwischen den Kulturen),
- Wissen über Bräuche (Pendeln zwischen den Kulturen),
- Emotionsregulation,
- Psychoedukation zu Trauma,
- sexualpädagogische Themen,
- kulturelle Besonderheiten in Deutschland,
- Beziehung Mutter-Kind stärken.

Das Konzept wurde von TAFF Allgäu in Kooperation mit der Erziehungsberatungsstelle Kempten entwickelt. Eine ausführlichere Darstellung finden Sie im Online-Material.

Struktur
Die Maßnahme fand über mehrere Monate mit wöchentlichen Sitzungen à 2 Stunden statt – insgesamt 32 Sitzungen. Danach wurde die Gruppe durch die Teilnehmerinnen selbstständig fortgeführt.

Die Gruppenleitung erfolgte durch die TAFF-Beraterin und eine Mitarbeiterin der Erziehungsberatungsstelle. Assistiert wurde ihnen durch die Sprach- und Kulturmittlerin, die sich aufgrund ihrer beruflichen Qualifikation und Arbeit als Erzieherin auch inhaltlich einbringen konnte.

Gruppen für Menschen mit Schlafstörungen – STARS (Sleep Training adapted for Refugees)

Zielgruppe

Hierbei handelt es sich um ein transdiagnostisches Angebot, das eine breite Zielgruppe anspricht, da viele Geflüchtete mit unterschiedlichen Diagnosen an Schlafstörungen leiden – diese jedoch weniger stigmatisiert sind als z. B. PTBS. Da das Gruppenangebot an einer Symptomatik ansetzt, die einen hohen Leidensdruck erzeugt, ist die Zugangsschwelle zu diesem Format als niedrig einzuschätzen.

Konzept und Ziele

STARS (Sleep Training adapted for Refugees) stellt die Behandlung von Schlafstörungen in den Mittelpunkt und geht auf spezifische Herausforderungen der Zielgruppe ein. Aspekte wie einem kultursensiblen Krankheitsverständnis, ungünstigen Wohn- und Schlafumgebungen, vorliegenden Traumatisierungen und einer aktuell akut belasteten Lebenssituation wird in besonderem Maße Rechnung getragen. Das Manual wurde bei Refugio München entwickelt und wird gegenwärtig evaluiert (Kontakt: Britta Dumser, Refugio München).

Struktur

Das Manual sieht 10 Sitzungen à 2 Stunden vor. In der praktischen Umsetzung wurde das Gesamtprogramm teilweise gekürzt, da es im ländlichen Raum schwierig sein kann, die Teilnehmer*innen so häufig zusammen zu bringen.
Die Gruppengröße beträgt zwischen 6–12 Personen.
Die Gruppen werden in der Regel von zwei Personen geleitet, die zuvor eine Schulung bei Refugio zur Anwendung des Manuals durchlaufen hatten.

Resilienz- und Entspannungstraining für Frauen

Zielgruppe

Die Gruppenmaßnahme ist ein transdiagnostisches Angebot für geflüchtete Frauen mit Verdachtsdiagnosen wie Depression, PTBS, Angststörungen und Anpassungsstörungen. Dies macht das Gruppenangebot besonders breit einsetzbar – insbesondere, weil es weniger stark sprachbasiert ist als andere Angebote.

Konzept und Ziele
Die Teilnehmerinnen erkennen durch regelmäßige körperliche Betätigung in der Gruppe den Mehrwert physischer Aktivität und damit ein besseres psychisches Wohlbefinden. Neben der psychischen Stabilisierung und der Aktivierung ist das Erleben einer Gruppe ein wichtiger Bestandteil. Es wird der längerfristige Aufbau einer festen Gruppe angestrebt, um einen Vertrauensaufbau zu fremden Landsleuten zu ermöglichen. In der afghanischen Kultur ist das Leben in der Großfamilie ein elementarer Baustein im Leben. Im Exilland Deutschland ist die Großfamilie nicht mehr greifbar. Viele fühlen sich allein, hilflos, und es fällt schwer, zu »fremden Gleichgesinnten« Vertrauen aufzubauen. Durch das Gruppenangebot kann eine Art Selbsthilfegruppe entstehen. Durch das erweiterte Vertrauen sind die Frauen immer mehr in der Lage, Hemmungen gegenüber anderen Teilnehmerinnen abzubauen und sich ganz auf Körperübungen einzulassen und diese mehr in den Alltag zu integrieren.

Struktur
10 Termine à 1 Stunde mit 6–8 Teilnehmerinnen;
Durchgeführt wurde die Maßnahme von einer Ergotherapeutin.

Konzentrative Bewegungstherapie

Zielgruppe
Frauen, die in ihren Heimatländern oder auf der Flucht belastende Erfahrungen gemacht haben. Verdachtsdiagnosen sind Depression, posttraumatische Belastungsstörung und Angststörungen. Um die Schamgrenze bei dem ungewohnten Format der Bewegungstherapie möglichst niedrig zu halten, wurden bewusst Teilnehmerinnen aus anderen Maßnahmen ausgewählt, die sich bereits kannten.

Konzept und Ziele
Konzentrative Bewegungstherapie ist eine körperorientierte Psychotherapiemethode (Gräff, 2008), bei der Wahrnehmung und Bewegung zusammenspielen. Dabei geht die Methode davon aus, dass

sich alle Erfahrungen des Menschen nicht nur seelisch, sondern auch körperlich darstellen. In der Gruppe sollen ein bewusstes, positives Körpergefühl aufgebaut werden und die Selbstwahrnehmung gestärkt werden. Gerade die beschriebenen Verdachtsdiagnosen gehen oft mit verändertem Körpergefühl und veränderter Wahrnehmung einher und beeinträchtigen unbewusst das Wohlbefinden der Patientinnen (hohe Muskelspannung, Muskelschmerzen, Kopfschmerzen etc.) Dies wird mit Hilfe von verschiedenen Materialien, z. B. Seil, Stab und Ball, im Kontakt mit sich selbst sowie in der Beziehung zu anderen Teilnehmerinnen und der Arbeit mit Bildern und Symbolen erfahrbar gemacht. Das bessere Verständnis für den eigenen Körper stärkt Selbstwirksamkeit und Selbstvertrauen. Dadurch kommt es zu einer Ressourcenaktivierung und Stabilisierung, was für die Teilnehmerinnen dieser Zielgruppe von großem Nutzen ist.

Struktur

12 Termine à 1,5 Stunden am Abend mit 6–8 Teilnehmerinnen; Durchgeführt wird die Maßnahmen von einer Therapeutin mit Ausbildung in konzentrativer Bewegungstherapie.

»Nicht mit mir«: Stärkung des Selbstbewusstseins und Selbstverteidigung für junge afghanische und syrische Frauen

Zielgruppe

Psychisch besonders belastete afghanische und syrische Frauen und weibliche Jugendliche im Alter zwischen 15–25 Jahren mit Verdachtsdiagnosen wie Angststörungen, Anpassungsstörung und PTBS.

Konzept und Ziele

Bei dem Gruppenformat handelt es sich um ein Empowerment-Angebot. Ziel ist es, die Autonomie und Selbstbestimmung[11] der jungen Frauen zu erhöhen; es beruht auf dem Programm »Frauen-

11 Autonomie und Selbstbestimmung stellen Werte dar, die im ›deutschen Kontext‹ einen hohen Stellenwert einnehmen. In den Herkunftsländern vieler Klient*innen sind diese Werte aber oft weniger bedeutsam, vielmehr stehen Loyalität und Verbundenheit mit der Familie oder anderen Gruppen, denen die Menschen angehören, im Vordergrund. Demnach gilt hier in besonde-

SelbstSicherheit«. Sie sollen lernen, ihre Rechte und Interessen eigenmächtig und selbstbestimmt zu vertreten. Dabei spielt eine wichtige Rolle, dass die vorhandenen Ressourcen aktiviert und weiterentwickelt werden. Die Stärkung der Selbstbehauptung, der Schlagkräftigkeit und Selbstsicherheit soll zu einem positiveren Körperbild und einem stärkeren Selbstwert- und Selbstwirksamkeitsgefühl führen. Durch das Erlernen und Üben gezielter Abwehrstrategien lernen die Frauen, sich vor (häuslicher) Gewalt zu schützen und selbstbewusst ihre Grenzen ihrem Gegenüber zu zeigen. Das Internalisieren des Grundrechtes zur Gleichberechtigung von Mann und Frau stärkt die Frauen. Durch gezielte Abwehrübungen und die juristische Aufklärung der Selbstverteidigung wird den Teilnehmerinnen gezeigt, dass Notwehr ihr gutes Recht ist, und dass sie auch die Kraft dazu haben, diese anzuwenden. Bei der Durchführung fließen folgende Elemente in die jeweiligen Gruppenstunden mit ein:

1. Selbstbehauptung: sicheres Auftreten, Bewusstwerdung der eigenen Stärken und Möglichkeiten;
2. Schlagkräftigkeit: Einüben von Abwehrstrategien;
3. Selbstsicherheit durch erlebte eigene Energie: eigene Kräfte spüren, sichere Ausstrahlung;
4. Kampfgebrüll trainieren: Stärkung der eigenen Kräfte und Sicherheitsgefühl;
5. juristische und rechtliche Seite der Selbstverteidigung: Aufklärung der Rechte und Pflichten;
6. Lebensmut zur autonomen Alltagsbewältigung: »Ich trau mich was, kann Entscheidungen treffen, ich kann meine Interessen vertreten, ich bin das wert.«

rem Maße eine kultursensible Vorgehensweise, um zu vermeiden, dass die Klient*innen den Eindruck erhalten, sie müssten sich zwischen der Familie und »der deutschen Kultur« entscheiden. Dies gilt es ggf. auch im Rahmen der Gruppenangebote zu thematisieren und zu reflektieren. Gerade in Beziehungen, die sich durch psychische oder physische Gewalt auszeichnen, scheint es aber dennoch bedeutsam, dass die Betroffenen lernen, Grenzen zu ziehen, um Gewaltspiralen zu durchbrechen.

Das Konzept basiert auf dem Programm »FrauenSelbstSicherheit«[12]

Struktur
3 Veranstaltungen à 60 Minuten, bis zu 12 Teilnehmerinnen; Zertifizierte Kursleiterin der Programme »Nicht mit mir!« und »FrauenSelbstSicherheit«

Gruppe für Kinder und Jugendliche – START (Stress-Traumasymptoms-Arousel-Regulation-Treatment)

Zielgruppe
Ein transdiagnostisches Angebot für Schüler*innen aus Berufsintegrationsklassen, die besondere Schwierigkeiten bei der Emotionsregulation aufweisen, Verdachtsdiagnose PTBS; Fokus liegt darauf, ein niedrigschwelliges Angebot zu schaffen, das möglichst einer Chronifizierung psychischer Erkrankungen entgegenwirkt.

Konzept und Ziele
Vergleichbar zu dem bereits vorgestellten Konzept STARK fokussiert sich das Gruppenangebot auf folgende Themenbereiche:

- Stressregulation
- Stabilisierung bei emotionalen Krisen und Belastungen
- Selbstwirksamkeitsstärkung
- positive Erfahrungen fördern
- Hilfe bei Alpträumen
- Vorbereitung oder Begleitung einzeltherapeutischer Maßnahmen
- Prävention und Resilienzförderung

Das Gruppenangebot basiert auf einem detaillierten evaluierten Manual mit zahlreichen Materialen zum Durchführen der Gruppe (Dixius u. Möhler, 2017).

12 Das Gruppenprogramm wird in der Einzelberatung kultursensibel und mit einer systemischen Perspektive begleitet, um die Klient*innen und Familien beim Aushandeln der Rollenbilder in der Familie zu unterstützen.

Struktur
7 Sitzungen à 1,5 Stunden;
8–10 Teilnehmer*innen, Gruppe findet in der Schule statt
Zwei Gruppenleiter*innen, beide ausgebildete Traumapädagog*innen, führen die Sitzungen durch.

Gruppenangebot für Kinder im Kindergartenalter

Zielgruppe
Kinder traumatisierter Eltern mit ihren Eltern, die wegen Verhaltensauffälligkeiten nicht (mehr) in den Kindergarten gehen.

Konzept und Ziele
Die teilnehmenden Kinder sind teilweise kotraumatisiert und in den Unterkünften bzw. durch die aktuellen Lebensumstände großem Stress ausgesetzt. Die begleitenden Mütter sind überwiegend alleinerziehend. Das Angebot soll die Kinder auf einen (Wieder-) Einstieg in den Kindergarten vorbereiten.

Grundsätzlich baut das Gruppenkonzept auf therapeutischen Elementen aus der Frühförderung auf:
Inhalte der Stunden:

- Eingangs-/Ausgangsritual (gemeinsames Bewegungslied zur Begrüßung und Verabschiedung),
- Übungen zur Sensorik-/Wahrnehmungsschulung (z. B. zur Steigerung der Konzentrations- und Aufmerksamkeitsspanne),
- Übungen für Grob- und Feinmotorik (z. B. Hüpfen, 1-Bein-Stand, Rückwärtslaufen, Gleichgewichtsübungen, Handling kleiner Gegenstände, Fingerspiele, Sortieren von Gegenständen, Malen/Zeichnen),
- Koordinationsübungen,
- Instruktionen verstehen und umsetzen,
- Wechsel zwischen aktiveren und ruhigeren Parts,
- Hausaufgaben für den Transfer in den Familienalltag.

Alle Angebote in den einzelnen Stunden sind alltagspraktisch ausgerichtet und werden spielerisch eingeführt mit dem Ziel, den Entwicklungsstand zu fördern. Verwendet werden entweder spezifische Spielmaterialien (z. B. aus der Frühförderung) oder auch Alltags- und

Naturmaterialien. Für die begleitenden Eltern gibt es Anregungen und Hilfestellungen, wie das Kind im Familienalltag gefördert werden kann. Das Programm wurde aufgrund des Bedarfs verlängert.

Im zweiten Teil liegt der besondere Fokus in den Gruppen auf der Kontaktgestaltung zwischen Mutter und Kind bzw. mit anderen Kindern in der Gruppe. Dabei wird eine kleinschrittige Erweiterung von Verhaltensschemata angestrebt.

Das Gruppenangebot stellt darüber hinaus für Kinder als auch für die Mütter ein wichtiges stabilisierendes Element dar – die klaren Rahmenbedingungen, der regelmäßige wöchentliche Termin sowie die Hausaufgaben wirken strukturierend in den gesamten Alltag hinein.

Struktur

2 × 10 Termine à 1,5 Stunden mit 8 Teilnehmer*innen und deren Müttern;

Zwei Gruppenleiter*innen (Psycholog*in und Sozialpädagog*in) führen die Sitzungen durch.

Kunsttherapie für Kinder im Grundschulalter

Zielgruppe

Psychisch belastete Kinder mit Verdachtsdiagnosen PTBS, Angststörungen und Problemen bei der Emotionsregulation.

Konzept und Ziele

Durch Stärkung der personalen Schutzfaktoren und Kooperation mit anderen Kindern werden angeregt:

- Selbstwirksamkeit
- Selbststeuerung
- Selbstwahrnehmung
- soziale Kompetenz
- Entspannung und Stressbewältigung

Kunsttherapeutische Präventionsmodule mit dem Fokus auf Resilienz gehen auf die entwicklungs- und lebensweltbedingten Bedürfnisse der Kinder ein. Das Gestalten ermöglicht dabei einen Zugang zu innerseelischen Mechanismen und kann so die psychische

Gesundheit des Kindes unterstützen. Über das freie Malen und Gestalten wird die Fantasie des Kindes angeregt, Verarbeitungs- und Selbstheilungskräfte werden aktiviert, Blockaden und Ängste können sich lösen. Das Kind erfährt, dass es aus sich selbst heraus etwas Wertvolles und Kreatives erschaffen kann – ohne Leistungsdruck und Zielvorgaben. Sicherheit, Selbstvertrauen und innere Stabilität nehmen zu, das seelische und soziale Wohlbefinden steigert sich nachhaltig.

Das Angebot orientiert sich an vergleichbaren Programmen von Refugio München an Schulen.

Struktur
30 Termine à 1,5 Stunden mit 6–8 Teilnehmer*innen direkt an der Schule;
Eine Kunsttherapeutin leitet die Sitzungen. (Im Fall der hier skizzierten Maßnahme ist die Leitung auch gleichzeitig Lehrerin an der Schule, was den Beziehungsaufbau zu den Kindern erleichtert. Es ist aber auch denkbar, dass eine externe Therapeutin die Maßnahme anleitet.)

Kompakt-Workshop – Psychoedukation an Schulen

Zielgruppe
Schüler*innen im Alter ab 16 Jahren (in unserem Fall meist Berufsschüler, ausschließlich männliche Teilnehmer) mit Fluchterfahrung; es erfolgt keine Vorauswahl der Teilnehmenden, sondern alle Geflüchteten aus der jeweiligen Klasse nehmen teil.

Konzept und Ziele
Der Workshop findet in der Schule statt und bietet einen sehr niedrigschwelligen, psychoedukativen Zugang zum besseren Verständnis von eigenem Stresserleben und Stressbewältigung, Trauma und Flucht und deren psychischen und physischen Auswirkungen. Darüber hinaus werden in dem Workshop Anpassungsanforderungen für Jugendliche aus kollektivistischen Kulturen reflektiert, Erfahrungen ausgetauscht und Bewältigungsstrategien besprochen. Ein weiterer Themenschwerpunkt des Workshops liegt auf Emotionsregulation, angelehnt an Konzepte wie z. B. bei den STARK-Workshops.

Der Workshop enthält viele interaktive Elemente und Übungen, die eine hohe Involviertheit der Teilnehmenden sicherstellen. Ein detailliertes Konzept findet sich im Anhang.

Struktur
Einmaliger Workshop, Zeitrahmen 3 Stunden;
Zwei Workshopleiter*innen mit sozialpädagogischer und/oder psychologischer Ausbildung führen durch die Termine.

Erfahrungen während Corona

Die Gruppenangebote waren in besonderem Maße von den Coronaeinschränkungen betroffen, denn selbst wenn Gruppen unter Hygieneauflagen wieder erlaubt waren, so veränderten sich die Rahmenbedingungen: Größere Räume waren nötig, kleinere Teilnehmer*innenzahlen waren gefordert und die Kosten waren aufgrund der gestiegenen Raummieten höher.

Teilweise wurden die Gruppen virtuell oder im Freien fortgesetzt – dabei reduzierten sich zum einen didaktische Möglichkeiten und zum anderen lag der inhaltliche Fokus meist mehr auf der Bewältigung der Coronasituation und die meisten Gruppen nahmen eher den Charakter einer Problemlösegruppe an, bei der es darum geht, Alltagsbewältigung zu unterstützen und gleichzeitig eine feste Kontaktstruktur anzubieten.

Die virtuellen Gruppen waren insbesondere zu Beginn auch technisch schwierig für die Geflüchteten umzusetzen – viele Geflüchtete konnten auf diesem Weg gar nicht erreicht werden, weil die technischen Voraussetzungen wie W-LAN in Unterkünften nicht gegeben sind.

Manche Standorte entwarfen aber auch ganz neue, an die Pandemiesituation angepasste Formate. So wurde beispielsweise ein Ressourcenspaziergang im Freien entwickelt, bei dem an insgesamt zehn verschiedenen Orten in einem Park Poster angebracht wurden, die sich an den Schritten zur Erlangung seelischer Gesundheit orientierten. Die Teilnehmenden gingen die Stationen gemeinsam ab, tauschten sich zu den Punkten aus und entwickelten gemeinsam weitere Ideen, was sie für ihre seelische Gesundheit konkret unternehmen könnten.

10 Qualitätssicherung

Unter Qualitätssicherung sind Maßnahmen zu verstehen, die dazu beitragen, dass die Angebote von TAFF äußeren und selbstdefinierten Qualitätsstandards entsprechen. Dazu zählt zum einen die Schaffung geeigneter Voraussetzungen, diese Bedingungen aufrecht zu erhalten, und zum anderen eine begleitende Evaluation, um zu überprüfen, inwieweit die Ziele der eigenen Aktivitäten erreicht werden.

10.1 Voraussetzungen

Aus der Vielzahl an förderlichen Voraussetzungen für den Erfolg von TAFF werden folgende im Rahmen der Qualitätssicherung besonders berücksichtigt:

- fundiertes TAFF-Rahmen-Konzept, basierend auf Expert*innenbefragungen und wissenschaftlichen Publikationen,
- geeignete Qualifikation der Mitarbeiter*innen (Absicherung durch Stellenbeschreibung und Auswahlverfahren);
- ausreichende zeitliche Ressourcen und finanzielle Ressourcen gemessen am lokalen Bedarf (Absicherung durch Beratung durch TAFF-Leitung);
- Unterstützung und geeignete fachliche Voraussetzungen beim lokalen Träger (Absicherung durch Beratung durch TAFF-Leitung),
- klare Qualitätskriterien in Bezug auf die Kooperation mit lokalen Netzwerkpartnern wie z. B. Approbation bei Psychotherapeut*innen (Absicherung durch Orientierung an Leitlinien der Fach-Kammern);
- Orientierung der Mitarbeiter*innen durch Standards und Handreichungen für typische und herausfordernde Beratungssituationen.

Auf diese Standards in der Beratung soll im Folgenden ausführlich eingegangen werden.

10.2 Hospitation

Ein zentraler Aspekt der Qualitätssicherung ist das Hospitationsformat, das beim Aufbau von neuen Standorten standardmäßig eingesetzt wird. Dabei erhalten die Mitarbeiter*innen einer neuen Kontakt- und Koordinierungsstelle die Möglichkeit, bei Kolleg*innen an einem (oder bei Bedarf auch an zwei) meist regional nahegelegenen Standort(en) zu hospitieren. Die Hospitation ist meist eintägig und zielt darauf ab, einen direkten und unmittelbaren Einblick in die Tätigkeiten und Aktivitäten von TAFF zu vermitteln. Außerdem lernen die TAFF-Berater*innen einander kennen, was wiederum zur Förderung einer Art TAFF-Identität beiträgt und darüber hinaus einem informellen Informationsaustausch zuträglich ist. Im Moment plant TAFF auch für das Hospitationsformat eine Entwicklung von Qualitätsstandards, die für Nachhaltigkeit und einen gewissen Grad der Standardisierung sorgen sollen.

10.3 Standards in der Beratung

Um die Erfahrungen an den einzelnen TAFF-Standorten optimal zu nutzen und neuen Standorten und Mitarbeiter*innen den Start zu erleichtern, wurden von mehreren Arbeitsgruppen Standards für typische und besonders herausfordernde Beratungssituationen entwickelt. Diese Standards in einem diskursiven Prozess entstehen zu lassen, förderte innerhalb des gesamten TAFF-Teams den Erfahrungsaustauch, die Reflexion der eigenen Arbeitsweise und die Akzeptanz der Standards. Die Standards werden so nicht als zentrale Vorgaben erlebt, sondern als ein Sammeln und Systematisieren guter Beratungspraxis. Dazu wurden auch externe Quellen und Expertise aus Fachpublikationen oder Leitlinien vergleichbarer Einrichtungen (wie z. B. Sozialpsychiatrische Zentren) herangezogen. Die Standards sind demnach als Leitlinien für die eigene Beratungstätigkeit zu verstehen, die entsprechend an die eigene Arbeitsweise und Situation angepasst werden können. Neben den Leitlinien wurden bewährte Beratungsmethoden zusammengetragen, um so eine wechselseitige Inspiration zwischen den Standorten zu ermöglichen.

Zu folgenden Themenbereichen wurden Leitlinien, Handreichungen und Methoden entwickelt:

- Erstgespräch und Screening,
- Umgang mit Suizidalität,
- Gesprächsvorbereitung Psychiater,
- Skill-Boxen – im Bezug zu Gruppenkonzepten wie START,
- Beratung bei Schwersttraumatisierten.

Erstgespräch und Screening

Der Leitfaden unterstützt den*die Berater*in, das Erstgespräch mit Klient*innen so zu strukturieren, dass sowohl zentrale formale Informationen zur Person (z. B. Aufenthaltsstatus, Krankenversicherung, Daten zur Person, Herkunftsland etc.) als auch Informationen zum aktuellen Problem bzw. Beschwerden erfasst werden. Die Beschreibung der Emotionen in Bezug auf aktuelle Problemsituationen wird, wenn nötig, mit Hilfe von Piktogrammen unterstützt. Der Leitfaden umfasst sechs Seiten und wird an manchen Standorten auch in einer etwas verkürzten Version eingesetzt. Die Grundstruktur des Gesprächs in Bezug auf die aktuelle Problematik sieht folgendermaßen aus:

1. Problembeschreibung,
2. Belastungsgrad und Funktionsfähigkeit im Alltag,
3. Copingversuche und bisherige professionelle Behandlungsversuche,
4. genaue Symptomatik erfassen,
5. Ressourcen klären,
6. Abklärung traumatischer Erlebnisse,
7. Abklärung Suizidalität und Selbstverletzung,
8. Abklärung Substanzmissbrauch und Suchtverhalten,
9. Abklärung psychotische Symptomatik,
10. Ziele der Beratung,
11. Erstellung eines Genogramms.

Im Online-Material finden sich der Leitfaden zum Erstgespräch und ein Zusatzblatt mit Piktogrammen.

Umgang mit Suizidalität

Eine besondere Herausforderung für die Berater*innen stellt die Begleitung von Klient*innen mit Suizidgedanken dar. Die von der Arbeitsgruppe erarbeite Handreichung für TAFF-Berater*innen lehnt sich an die Leitlinien des SpDi Neu-Ulm an.

Hier werden nur die Grundgedanken der Handreichung dargestellt – der gesamte Bogen findet sich im Anhang:

Grundgedanken:

1. Jeder Äußerung von Suizidgedanken wird nachgegangen. Auch wenn nicht jeder Äußerung ein Suizid folgt, so werden die meisten erfolgreichen Suizide vorher angekündigt.
2. Ein Gespräch ist immer sinnvoll, entlastend und bringt die Klient*innen nicht erst auf die Idee, sich zu suizidieren.
3. Bitte unbedingt eine klare Rückkopplung des Verdachts ins Team und zur Teamleitung zur eigenen Entlastung veranlassen.
4. Vorsicht: Sich nicht mit zu viel Verantwortungsübernahme überfordern! Auch durch gutes, professionelles Handeln können Suizidhandlungen nicht gänzlich verhindert werden.
5. Nicht die eigene Ohnmacht überschätzen: Schon ein kurzer Kontakt kann suizidales Erleben erheblich reduzieren.

Aufbauend auf diese Grundgedanken werden in den Leitlinien Risikofaktoren und Anzeichen für ein erhöhtes Suizidrisiko erläutert. Die Berater*innen erhalten konkrete Empfehlungen zum praktischen Verhalten bei erhöhtem Suizidrisiko und zur Entwicklung eines Notfallplanes. Ergänzt wird dies durch Aspekte zur Selbstfürsorge, zum Umgang mit Suizidversuchen und erlebten Suiziden bei Klient*innen.

Gesprächsvorbereitung Psychiater*innen

Die Anzahl an Psychiater*innen ist gerade im nichturbanen Raum sehr begrenzt, teilweise sind es nur ein bis zwei pro Landkreis. Daher ist es für Geflüchtete oft schwierig, einen Termin zu bekommen, während gleichzeitig die zeitlichen Ressourcen bei den Terminen sehr beschränkt sind. Um diese Zeit optimal zu nutzen, wurde ein sogenannter Briefing-Bogen entwickelt, der zentrale Daten zu den Patient*innen zusammenfasst. Dabei geht es nicht darum, einer gründlichen Anamnese zuvorzukommen, sondern die oft komplizierten Lebensumstände von Patient*innen mit Fluchterfahrung übersichtlich aufbereitet und schnell zugänglich vorliegen zu haben (z. B. Aufenthaltsstatus, Versicherung etc.) und damit auch für eine unmittelbare Transparenz zu sorgen, welche Institutionen noch involviert sind. Für Geflüchtete ist es oft sehr mühsam, dies immer wieder darzustellen (nicht nur aufgrund möglicher sprachlicher Hürden) – oft fällt es ihnen auch schwer, die Rollen der einzelnen Institutionen zu benennen.

Der Briefing-Bogen wird den Psychiater*innen schon vor dem Termin mit dem*der Patient*in zugesandt – daher hat er den Arbeitstitel »Gesprächsvorbereitung Psychiater*innen« (siehe auch Online-Material). Die TAFF-Standorte, die mit diesem Bogen arbeiten, haben damit sehr gute Erfahrungen gemacht. So nehmen viele Psychiater*innen TAFF als Ansprechpartner wahr und nehmen auch bei künftigen Fällen und von sich aus Kontakt mit TAFF auf. Damit kann der Bogen gewissermaßen auch als Instrument zum Netzwerkaufbau erachtet werden.

Arbeit mit Skill-Boxen

In vielen Gruppenangeboten aber auch in Einzelberatungen mit Fokus auf Psychoedukation stehen unter anderem die Erhöhung der Selbstwirksamkeit und die Alltagesbewältigung trotz psychischer Belastung im Zentrum. Diese Ziele werden durch den Aufbau von Fertigkeiten (Skills) zur Bewältigung der Symptome, z. B. von PTBS, in den Gruppenangeboten verfolgt. Didaktisch geschieht dies durch die individuelle Zusammenstellung von sogenannten Skill-Boxen in den Kursen. In diesen Boxen befinden sich Gegenstände, wie z. B. Massageringe, scharfe Bonbons, Wärmesalben, die Klient*innen helfen können, Dissoziationen und Flashbacks zu unterbinden bzw. zu beenden. Darüber hinaus können sich darin persönliche Erinnerungsanker an eigene Stärken, positive Erlebnisse, sichere Orte etc. befinden, die für die Klient*innen in Krisensituationen stabilisierend wirken. Aus den Erfahrungen der einzelnen Standorte und basierend auf Therapiemanualen wurde eine Empfehlungsliste zur Zusammenstellung von Skill-Boxen erstellt, so dass im Vorfeld von Gruppenmaßnahmen geeignete Materialen beschafft werden konnten. Darüber hinaus wurde die Finanzierung der Materialien sichergestellt.

Beratung mit schwersttraumatisierten Klient*innen

Eine besondere Herausforderung stellt im ambulanten Setting die Versorgung von schwersttraumatisierten Klient*innen dar. Eigentlich streben die TAFF-Berater*innen in diesen Fällen eine Weitervermittlung ins Netzwerk an, aber geeignete Einrichtungen, die stationäre, kultursensible therapeutische Angebote machen, haben (wenn sie überhaupt existieren) lange Wartezeiten. Typischerweise weisen schwersttraumatisierte Klient*innen eine umfassende Komorbidität (z. B. Sucht, Angststörungen, Schlafstörungen, Schmerzsymptomatik, Emotionsregulation) auf; der erschwerte Zugang zu den notwendigen, intensiven, therapeutischen Angeboten belastet sie darüber hinaus. Vor diesem Hintergrund wäre es ethisch fragwürdig und nahezu fahrlässig, die Klient*innen ohne weitere Betreuung auf einen Therapieplatz warten zu lassen, weshalb die TAFF-Berater*innen die Klient*innen meist weiter begleiten.

Um jedoch diese Aufgabe fachlich wie psychisch bewältigen zu können, hat eine Arbeitsgruppe von TAFF-Berater*innen Leitlinien für die Überbrückung, die mittelfristige Stabilisierung und das therapeutische Arbeiten mit dieser Zielgruppe erarbeitet. Diese Leitlinien sind im Detail im Online-Material zu finden.

Kennzeichnend für die Arbeit mit schwerstbelasteten Klient*innen ist eine ausgeprägte Ressourcenorientierung, um die Selbstwirksamkeit der Klient*innen auf niedrigstem Niveau zu erweitern. Dies kann unter anderem über Aktivitätsaufbau in kleinen Schritten und die Ausweitung des täglichen Handlungsrahmens erfolgen. Von vielen Klient*innen wird die Unterstützung in der Strukturierung des Alltags und ein besseres Krankheitsverständnis (Psychoedukation) als hilfreich empfunden. Traumafokussierte, therapeutische Interventionen sind in den seltensten Fällen indiziert, da gemäß der S-3-Richtlinie eine ausreichende Stabilisierung der Klient*innen eine Voraussetzung für diese ist. Sehr viel häufiger steht die Symptombewältigung im Zentrum der therapeutischen Arbeit. Aufgrund der Komplexität und Schwere der Fälle, die – wenn überhaupt – nur kleine Fortschritte zulassen, kommt einer guten Vernetzung im Versorgungssystem und der Selbstfürsorge der TAFF-Berater*innen besondere Bedeutung zu.

Die meisten der eben beschriebenen Ansätze gelten generell für die Arbeit mit psychisch belasteten Geflüchteten. Die ambulante

Unterstützung von schwersttraumatisierten Menschen ist jedoch in besonderem Maß von kleinen Schritten (Mikroansatz) und einer sehr langfristigen Entwicklungsperspektive geprägt – dies ist für Klient*innen (und Berater*innen) oft schwer zu ertragen.

Notfallpass

Klient*innen können in psychischen Krisen das Gefühl bekommen, dass ihnen die Kontrolle über das Hier und Jetzt entgleitet und sie sich selbst keine Hilfe organisieren können. Für solche Situationen wurde ein sogenannter Notfallpass entwickelt, der wichtige Informationen zur Behandlung und Unterstützung der Klient*innen enthält, wie z. B. Therapeut*innen, aktuelle Medikation und begleitende Sozialarbeiter*innen (siehe Abbildung 2).

Der Notfallpass gibt Klient*innen das Gefühl, Krisensituationen bewältigen zu können und kann von ihnen de facto zur Bewältigung eingesetzt werden, indem der Pass Ersthelfer*innen gezeigt wird. Sollte der Klient oder die Klientin nicht ansprechbar sein, ist der Notfallpass aber auch leicht im Geldbeutel o. Ä. aufzufinden. Inspiriert wurde der Notfallpass durch ein ähnliches Dokument, das die Psychiatrische Ambulanz der Isar-Amper-Kliniken ausstellt.

Ich nehme folgende Medikamente:

Sollte ich im akuten Erkrankungsfall Medikamente ablehnen, bitte Folgendes versuchen:

TAFF

Die Informationen in diesem Dokument wurden mit größtmöglicher Sorgfalt zusammengestellt. TAFF übernimmt jedoch keine Garantie für deren Aktualität und Richtigkeit. Weiterhin übernimmt TAFF keine Haftung für die hier stehenden Informationen.

Krisencheckliste

Anschrift:

Geburtsdatum:

Telefon:

E-Mail:

Datum & Unterschrift:

Die Krisen-Checkliste wurde abgefasst mit:

TAFF-Stelle	Psychotherapeut*in	Arzt* Ärztin
○	○	○

Name & Kontakt:

TAFF

NOTFALLPASS

von

Abbildung 2: TAFF-Notfallpass

10.4 Aufrechterhaltung und Weiterentwicklung der Qualitätsstandards

Die im Folgenden dargestellten Aspekte sind bereits als inhaltliche vorgestellt worden, so dass sie hier nur noch unter dem Gesichtspunkt der Qualitätssicherung beleuchtet werden.

Fortbildungen

TAFF stellt eine Initiative dar, die auf große Eigenverantwortlichkeit vor Ort setzt. Daher spielen für die Aufrechterhaltung und Weiterentwicklung der Qualitätsstandards stetige Fortbildungsangebote für die lokalen Mitarbeiter*innen eine zentrale Rolle. Wie bereits beschrieben, sind kontinuierliche Fortbildungen der TAFF-Berater*innen eine Voraussetzung für die Bewältigung der anspruchsvollen und umfassenden Tätigkeiten. Veränderungen bei den zu unterstützenden Klient*innengruppen, Verschiebungen in der Auftretenshäufigkeit von Krankheitsbildern, Veränderungen in der Lebenssituation der Klient*innen in Deutschland (z. B. durch den langen Aufenthalt) und vieles mehr können neue Anforderungen in der Arbeit mit sich bringen und eine Weiterqualifikation nötig machen. Oft erfolgt in Fortbildungen ein Austausch mit Mitarbeiter*innen anderer Institutionen im Feld, so dass zusätzlich eine Weiterentwicklung durch den Erfahrungsaustausch möglich wird.

Gleichzeitig dienen Fortbildungen der Qualitätssicherung in der Beratung, da so die unterschiedlichen Fortbildungsschwerpunkte und Niveaus der TAFF-Berater*innen angeglichen bzw. ausgebaut werden können.

Dazu werden sowohl Impulse und Bedarfe aus den Standorten aufgegriffen als auch Themen durch die TAFF-Leitung gesetzt, von denen die Mitarbeiter*innen an den Standorten profitieren können. Ergänzend dazu steht den Mitarbeiter*innen ein individuelles Fortbildungsbudget des lokalen Trägers zur Verfügung.

Supervision, Intervision und Netzwerktreffen

Vergleichbar zu Fortbildungen erfüllen Supervision (mit externer Begleitung, individuell und in Gruppen) und Intervision (im Sinne einer kollegialen Beratung) mehrere Funktionen: Sie schützen Mitarbeiter*innen vor psychischer Überlastung und Überforderung. Sie schaffen den Rahmen für individuelle Weiterentwicklung und Professionalität in der eigenen Arbeit durch systematische Reflexion und Beratung mit Fachkolleg*innen anhand konkreter eigener Fälle. Gleichzeitig leisten Supervision und Intervision einen Beitrag zur Qualitätssicherung in der Beratung durch die beschriebene Rückkopplung, Reflexion und Beratung mit Kolleg*innen und externen Supervisor*innen.

Auf organisationaler Ebene tragen gemeinsame Supervisionen und Intervisionen zur Weiterentwicklung der Konzeption von TAFF bei, da beide Formate Austauschforen darstellen, in denen Probleme identifiziert und Lösungen erarbeitet werden. Diese können bei grundsätzlichen Fragestellungen in das Gesamtkonzept von TAFF einfließen und zentral gesteuerte Initiativen nach sich ziehen (z. B. bei schleppendem Aufbau von lokalen Behandler*innen-Netzwerken können mehr Mittel für Gruppenangebote zur Verfügung gestellt werden).

Die Netzwerktreffen legen den Fokus nicht auf die individuelle Arbeit der Berater*innen, sondern es werden themenübergreifende organisationale, prozessbezogene und inhaltliche Aspekte der Arbeit behandelt und geeignete Maßnahmen besprochen. Was den inhaltlichen Austausch angeht, bieten die Netzwerktreffen Raum für Erfahrungsaustausch und kollegiale Weiterbildungen, indem TAFF-Berater*innen beispielsweise von besuchten Fortbildungen berichten oder wenn ein Berater oder eine Beraterin in einem Themenbereich über eine ausgewiesene Expertise verfügt und einen kurzen inhaltlichen Input geben kann. Außerdem dienen die Netzwerktreffen auch zur konzeptuellen Weiterentwicklung, so sind zahlreiche Instrumente, die mittlerweile standardmäßig in der TAFF-Beratung eingesetzt werden, in eben diesen Netzwerktreffen entwickelt worden oder zumindest aus Impulsen, die dort gesetzt wurden, hervorgegangen.

Darüber hinaus liegt eine Besonderheit des Netzwerktreffens im direkten Kontakt aller Standorte mit der Leitung der Initiative TAFF. Die Leitung kann hier Erfahrungen und Rückmeldungen mitnehmen, die für Finanzierungen und Kontakte mit politischen Vertreter*innen von großer Bedeutung sind.

Die Intervision erfolgt standortübergreifend und virtuell in Kleingruppen von bis zu sechs Teilnehmer*innen, in der Regel zweimal im Jahr. Die Supervision erfolgte anfangs standortübergreifend in Präsenz zweimal im Jahr. Aufgrund des hohen Zeitaufwandes bei der Anreise erfolgt die Supervision nun meist direkt am jeweiligen Standort. Dies ermöglicht eine höhere Flexibilität bei der Terminfindung und eine bedarfsgerechtere Planung. Darüber hinaus gibt es noch die Möglichkeit, Einzelsupervisionen oder Teamsupervision vor Ort in Anspruch zu nehmen. Die Netzwerktreffen werden zweimal im Jahr nach Möglichkeit in Präsenz organisiert. Somit finden in der Regel jährlich insgesamt vier feste standortübergreifende Treffen statt.

Fachdialog

Um den Austausch mit Fachkräften und Wissenschaftler*innen außerhalb der Initiative zu fördern, nehmen TAFF-Mitarbeiter*innen an Tagungen teil und stellen dort die Arbeit von TAFF vor und zur Diskussion. Darüber hinaus organisiert TAFF selbst lokale und überregionale Fachtage, wie z. B. im Schloss Fürstenried im Jahr 2018.

Die Mitarbeit bei Wirksamkeitsstudien, z. B. der Ludwig-Maximilian-Universität bei gruppentherapeutischen Formaten für Geflüchtete wie dem STARS-Programm, stellt einen weiteren Strang des externen fachlichen Austausches dar.

10.5 Evaluation

Das Evaluationskonzept von TAFF orientiert sich an dem verbreiteten Modell von Kirkpatrick (Kirkpatrick u. Kirkpatrick, 2006), das für die Evaluation von Interventionen nahelegt, vier Wirkungsebenen zu unterschieden:

1. Akzeptanz von Maßnahmen und die unmittelbare Reaktion auf Maßnahmen,
2. Lernen/Entwickeln von neuen Verhaltensweisen/Methoden/Herangehensweisen,
3. Transfer und Stabilisierung des Neuen im Alltag,
4. Resultate: Veränderung der Gesamtsituation durch die Intervention.

Gemäß dem Modell bauen diese Wirkebenen aufeinander auf und bedingen jeweils die Ergebnisse auf der nächsten Ebene mit.

Dieses Konzept wurde nun auf die verschiedenen Evaluationsformate von TAFF übertragen und jeweils individuell angepasst. Am Beispiel der Netzwerkevaluation soll hier kurz illustriert werden, wie diese Anpassung im Einzelfall konkret aussieht. Bei dieser wurde geprüft,

1. wie die lokale Akzeptanz und Reaktion auf die Aktivitäten durch die Netzwerkpartner und Geflüchtete ausfällt.
2. wie es gelingt, Lücken im lokalen Versorgungssystem zu identifizieren und zu schließen bzw. zu kompensieren.
3. wie es gelingt, dass die neuen Angebote und Herangehensweisen angenommen werden und sich etablieren.
4. inwieweit Netzwerkpartner vor Ort den Eindruck haben, dass und wie sich die psychotherapeutische bzw. psychiatrische Versorgung der Geflüchteten vor Ort durch die Anwesenheit von TAFF verbessert hat.

Interviewbasierte Netzwerk-Evaluation mit einem Prä-Post-Design an den Modellstandorten

Mit der Methode der halbstrukturierten Interviews werden in beiden Modellregionen Schlüsselpersonen aus den verschiedenen Kontaktgruppen (Ehrenamtliche, SKMs, Therapeuten*innen und Ärzt*innen, Behördenmitarbeiter*innen, Mitarbeiter*innen in Beratungsstellen und Asylsozialberater*innen) befragt.

Die Befragungen erfolgten zu zwei Zeitpunkten: Eine zu Beginn der Arbeit am Standort (im ersten Jahr) und eine im dritten Jahr. Durch die zweimalige Befragung können Fortschritte und Veränderungen besser erfasst und den Aktivitäten von TAFF zugeordnet werden. Da es sich um ein Prä- und Posttestdesign handelt, das an den TAFF-Modellstandorten begonnen wurde, als es noch keine weiteren Standorte gab, beschränkt sich die Erhebung auch im Posttest auf diese beiden Standorte. Aufgrund des Umfangs und der damit verbundenen Kosten wurde die Analyse an keinen weiteren Standorten durchgeführt, die Erkenntnisse aus der Evaluation flossen aber in den Aufbau der neuen Standorte ein.

Die Befragung erfolgt durch externe Personen, die weder Teil des lokalen Netzwerkes sind noch Mitarbeiter*innen von TAFF. Damit sollte gewährleistet werden, dass sich die Interviewpartner*innen unbefangen äußern. Es handelt sich um erfahrene Interviewer*innen, die mit dem Feld der interkulturellen Arbeit vertraut sind. Die Interviews werden aufgenommen und in Anlehnung an die Methoden der qualitativen Inhaltsanalyse (Mayring, 2015) ausgewertet. Folgende Aspekte wurden in den Interviews abgefragt:

- Veränderung des psychotherapeutischen Abklärungsprozesses durch TAFF,
- Qualität der Lösungsfindung durch TAFF und Kontaktqualität,
- Bedeutung interkultureller Sensibilität und Sensibilität für psychische Erkrankungen aus Sicht der Akteure,
- Motivation zur Zusammenarbeit und Entlastung durch TAFF,
- Perspektivenübernahme durch TAFF-Mitarbeiter*innen (inwieweit berücksichtigt TAFF die unterschiedlichen Rollen der Akteure im Helfer-/Betreuungsnetzwerk der Geflüchteten).

Befragung von Geflüchteten an einzelnen Standorten zu den Leistungen von TAFF

Um angemessene Aussagen über die Effekte der TAFF-Arbeit treffen zu können, bedarf es neben einer Evaluation der Netzwerkkooperation (s. o.) auch des Einbezugs der Perspektive der Geflüchteten. Eine derartige Erhebung geht wiederum mit besonderen Herausforderungen einher: Zunächst gilt es Klient*innen zu finden, die so weit stabilisiert sind, dass sie sich überhaupt zu Fragen äußern können. Dann gilt sicherzustellen, dass ein Interview nicht alte Wunden aufreißt. Gleichzeitig müssen etwaige Sprachhürden mitbedacht werden. Befragungen von psychisch belasteten Geflüchteten bedürfen daher einer besonders sensiblen und überlegten Vorgehensweise. Für die Befragung von TAFF-Klient*innen wurde eine externe Person gewonnen, die über die erforderliche Sensibilität und zudem eine fundierte Kenntnis qualitativer Methoden verfügt. Eine qualitative Herangehensweise erschien auch hier angebracht, da die Frage im Vordergrund stehen sollte, wie TAFF-Klient*innen das Angebot von TAFF erleben. Die Auswahl der Interviewpartner*innen erfolgte über die TAFF-Berater*innen an zwei Standorten, sie wählten Ansprechpartner*innen aus, die ihrer Ansicht nach geeignet waren und stellten den Kontakt her. Diese Vorselektion kann selbstverständlich zu gewissen Verzerrungen führen, was aber vor dem Hintergrund der angesprochenen Herausforderungen für sinnvoll erachtet wurde. Zudem war das zentrale Interesse dieser Mini-Studie herauszufinden, wie TAFF wirken kann und keine umfassende Beschreibung (oder gar Quantifizierung) sämtlicher Effekte. Für diesen Zweck wurden mit vier (zum Teil ehemaligen) Klient*innen halbstrukturierte Interviews mit erzählgenerierenden Impulsen geführt. Die Auswertung der Interviews erfolgte in Anlehnung an die Dokumentarische Methode (Przyborski u. Slunecko, 2020).

Fragebogen zur flächendeckenden Evaluation der Gruppenangebote

Es wird für die unterschiedlichen Gruppenangebote ein identischer standardisierter Fragebogen entwickelt, der die Veränderung des psychischen Wohlbefindens bei den Teilnehmer*innen der Gruppen durch einen Vor-Nachher-Vergleich erfasst. Der Fragebogen konzentriert sich nicht auf bestimmte Störungsbilder, sondern erfasst die Veränderungen bei psychischen Beeinträchtigungen, die für Klient*innen von TAFF diagnoseübergreifend typisch sind. Er setzt sich aus zwei erprobten Instrumenten zusammen: einem Fragebogen zur Erfassung der Emotionsregulation (Gratz u. Roemer, 2004) und einem allgemeinen Screening-Verfahren zum psychischen Wohlbefinden (RHS-15, z. B. Shannon, Wieling, McCleary u. Becher, 2015), das speziell für Geflüchtete entwickelt wurde (Gesamtfragebogen siehe Anhang). Beide Fragebögen wurden bereits in anderen Studien zur Erfassung der Wirksamkeit von gruppentherapeutischen Maßnahmen bei Geflüchteten eingesetzt (z. B. Koch, Ehring u. Liedl, 2017).

Der Fragebogen liegt in deutscher und englischer Sprache vor, es wird aber letztlich davon ausgegangen, dass Teilnehmer*innen Unterstützung für das Ausfüllen des Fragebogens benötigen. Zum einen kann das Fragebogenformat manchen Klient*innen weniger vertraut sein, und zum anderen trägt eine Einbettung in ein Gesamtgespräch (unter Umständen mit SKM) dazu bei, Missverständnisse über die Bedeutung des Bogens auszuräumen. Es besteht die Gefahr, dass Teilnehmer*innen an Kursen das Gefühl bekommen, dass sie und ihr Lernfortschritt bewertet werden sollen und nicht der Kurs. Darüber hinaus gilt es, das Risiko zu dämpfen, dass sich Kursteilnehmer*innen beim Ausfüllen des Bogens als defizitär wahrnehmen und die Evaluation kontraproduktiv zu den Zielen des Kurses verläuft.

In der praktischen Anwendung des Instrumentes wird gerade erprobt, wie eine gelungene Kombination von objektiver und nachweislicher Evaluation unter Rücksichtnahme auf die Situation der Teilnehmer*innen erfolgen kann. Darüber hinaus gilt es auch die zeitlichen Ressourcen der lokalen TAFF-Berater*innen zu schonen.

Quantitative Erfassung von klientelbezogenen Zahlen

Indikatoren für die lokale Reichweite und Inanspruchnahme der Dienste von TAFF liefern klassische Kennzahlen wie:

- Klient*innenzahl und deren Entwicklung (Herkunftsländer, Diagnosen),
- Anzahl der Mehrfachberatungen (wie viele Klient*innen sind langfristig an die Kontakt- und Koordinierungsstelle angebunden),
- Verweisungszahlen zu Fachärzt*innen, Psychotherapeut*innen und Fachberatungen,
- Vermittlung und Einsatz von Sprach- und Kulturmittler*innen, die von TAFF ausgebildet wurden.

Diese Zahlen können in Bezug auf ihre Entwicklung über die Jahre hinweg analysiert werden und geben ein Bild der Aktivitäten der Kontakt- und Koordinierungsstellen – lokal wie übergreifend.
Neben der internen Verwendung können gerade solche Kennzahlen einen ersten Eindruck vom Umfang und Charakter der Tätigkeit von TAFF liefern – insbesondere im Kontakt mit Behörden und Fördermittelgebern.

Evaluation von spezifischen Aspekten im Rahmen von Studienabschlussarbeiten

Es wird angestrebt, immer wieder besonders relevante Aspekte der Arbeit von TAFF im Rahmen von Bachelor- oder Masterarbeiten wissenschaftlich zu untersuchen – insbesondere Themenbereiche, deren Analyse den Kapazitätsrahmen einer begleitenden Evaluation durch TAFF selbst übersteigt.

So wurden z. B. im Rahmen einer Bachelorarbeit Belastungsfaktoren für Sprach- und Kulturmittler*innen beim Übersetzen für

TAFF identifiziert und es wurde untersucht, inwieweit es gelingt, diese durch eine gezielte Ausbildung, Vor- und Nachbereitung der Gespräche und Supervision zu puffern bzw. diesen entgegenzuwirken (Lenz, 2019). Aus solchen Forschungsarbeiten werden Empfehlungen für die Verbesserung der Arbeit von TAFF entwickelt bzw. Elemente der aktuellen Arbeitspraxis als sinnvoll und wichtig bestätigt.

11 Evaluationsergebnisse

In diesem Teilkapitel stehen die Erfahrungen von Geflüchteten im Vordergrund, die das TAFF-Angebot in Anspruch genommen haben, hierfür wurden leitfadengestützte Interviews durchgeführt.

11.1 Die Perspektive der Geflüchteten: TAFF, ein niedrigschwelliges Hilfsangebot

Da die Erhebung in der Anfangsphase der Coronapandemie stattfand, wurden die Interviews mittels Telefon- und Videogesprächen durchgeführt. Insgesamt wurden vier geflüchtete Personen befragt, die von TAFF begleitet wurden oder noch begleitet werden. Der Kontakt zu den Klient*innen kam über zwei TAFF-Berater*innen von zwei verschiedenen TAFF-Standorten zustande. Um Sprachbarrieren entgegenzuwirken und einen breiteren Zugang zu ermöglichen, wurden zwei Sprachen – Deutsch und Englisch – als Interviewsprachen angeboten, so dass zwei Interviews auf Englisch und zwei auf Deutsch durchgeführt wurden. Die Interviews wurden aufgenommen, transkribiert und im Anschluss in Anlehnung an die dokumentarische Methode ausgewertet (Przyborski u. Slunecko, 2020).

Beschreibung der Interviewteilnehmer*innen

Die interviewten Klient*innen sind zum Zeitpunkt der Interviews zwischen 22 und 36 Jahre alt, kommen aus vier verschiedenen Herkunftsländern (Afghanistan, Gambia, Jemen und Syrien) und sind zwischen 2015 und 2019 nach Deutschland geflohen. Was die Inanspruchnahme der Beratungen bei TAFF angeht, so variieren die Häufigkeit der Besuche, die Betreuungsphase und der Betreuungszeitraum bei fast allen Teilnehmer*innen. Das erste Gespräch fand mit einem afghanischen Mann im Alter von Anfang 20 statt, der seit 2015 in Deutschland lebt. Das zweite Interview wurde mit einer

Frau im Alter von Anfang 30 geführt, die im Jahr 2017 aus Syrien nach Deutschland gekommen ist. Darauffolgend wurde ein Mann aus Gambia im Alter von Mitte 30 interviewt, der im Jahr 2019 in Deutschland angekommen ist. Das letzte Interviewgespräch wurde mit einer Frau aus Jemen im Alter von Anfang 30 geführt, die seit 2018 in Deutschland lebt.

Im Folgenden werden ausgewählte Kernthemen der einzelnen Interviews genauer beleuchtet, um im Anschluss gemeinsame Merkmale der Erfahrungen der Geflüchteten mit den Beratungssitzungen von TAFF herauszuarbeiten.

Zentrale Kernthemen der einzelnen Interviews

Bei der Analyse der Interviews zeichnen sich jeweils verschiedene Schwerpunkte ab, wobei die Phase der Beratung, die Persönlichkeit und die individuelle Lebenssituation der Interviewten zu diesen unterschiedlichen Schwerpunktsetzungen beitragen. Auffallend ist, dass sich in den einzelnen Interviews jeweils ein Themenkomplex fortlaufend durchzieht, wobei die Themen sowohl explizit angesprochen werden als auch implizit anklingen.

Sicherheit

Beim ersten Interview mit einem Geflüchteten aus Afghanistan ist besonders auffallend, welche zentrale Rolle das Thema Sicherheit einnimmt. Der Klient beschreibt zunächst die durch gesellschaftliche Strukturen bedingte Unsicherheit des Lebens im Herkunftsland. Durch die Flucht schien er sich ein Ende der Gefahr für sein Leben, also mehr Sicherheit, erhofft zu haben. Allerdings ist auch diese Sicherheit gefährdet, da er fürchtet, sein Asylantrag könne abgelehnt werden. Besonders deutlich werden die daraus entstehenden Ambivalenzen im folgenden Ausschnitt:

»[…] aber (.) G<u>ott</u>seidank (.) Gottseidank ich bin sicher (.) jetzt in Deutschland (.) und meine Mutter wünsche mir (.) einfach in Deutschland bleiben und weiter des ich (.) weiter mache (.) und weiter leben ›des‹ (.) und ich hab gesagt (.) »okay Mutter (.) <u>ich</u> bin sicher« (.) aber sie <u>weint</u> manchmal (.) wenn ich erzähle etwas von D<u>eutsch</u>land (.) sag ich <u>eh</u> (.) ich hab Mutter (.) hier in Deutschland (.) ich hab kein sicher jetzt so (.) vielleicht Ablehnung oder so Abschiebung […]« (Interview 1, Z. 165–170)

Der Interviewte sagt, er sei in Deutschland nun sicher, wobei die Aussage von der betonten und wiederholten Floskel »gottseidank« eingeleitet wird. Darin verdeutlicht sich die große Erleichterung darüber, in Deutschland sein zu können, wobei die Wiederholung und Betonung der Aussage noch zusätzlichen Nachdruck verleihen. Dieses Sichersein scheint er auch in den Gesprächen mit der Mutter zu betonen, was diese zum Weinen zu bringen scheint (unklar ist, ob aus Zweifel oder ebenfalls aus Erleichterung). Allerdings scheint die Situation für den Interviewpartner auch ambivalent: Zwar wäre er in Deutschland sicher, und zwar im Sinne einer Sicherheit vor Krieg und Terror. Ob er sich dieser Sicherheit auch dauerhaft erfreuen kann, scheint wiederum unsicher, da er sich offenbar noch im Asylverfahren befindet, und die Gefahr der Ablehnung und Abschiebung durchaus in Betracht zu ziehen scheint.

Im Interview deuten sich verschiedene Formen der Sicherheit an: Die rechtliche Anerkennung als Flüchtling führt zur physischen Sicherheit des Überlebens. Dagegen entsteht die psychologische Sicherheit in Form psychischer Gesundheit durch die TAFF-Beratungen und hat zur Folge, dass der Klient soziale Sicherheit im Sinne von gesellschaftlicher Teilhabe aufbauen kann. Dies wird an den Beschreibungen seiner Situation vor und nach den TAFF-Gesprächen verdeutlicht. Während die Anfangssituation in Deutschland eher mit negativen Zustandsbeschreibungen versehen ist, wird die gegenwärtige Situation nach der TAFF-Beratung als überwiegend positiv dargestellt. Der Zeitpunkt der rechtlichen Anerkennung seines Asylantrags wird nicht direkt benannt, jedoch lässt die Erzählstruktur darauf deuten, dass seine Anerkennung als Flüchtling während der TAFF-Betreuung erfolgte. Die Situation in Deutschland vor den TAFF-Beratungen beschreibt der Interviewte als schwierig, gekennzeichnet durch Angst, Trauer und Sorge. Zum einen beschäftigen den Klienten die erlebten Ereignisse und die Situation im Herkunftsland, der Gesundheitszustand seiner Mutter und zum anderen die Angst, abgeschoben zu werden. Der unsichere Aufenthaltsstatus scheint sogar Suizidgedanken hervorgerufen zu haben. Zudem scheinen die emotionalen Belastungen und der Trauerzustand zu Schlafproblemen und Selbstverletzungen geführt zu haben. Bevor der Interviewteilnehmer TAFF aufgesucht hat, fühlte sich sein Kopf nach eigener Auskunft »kaputt« an.

Im Gegensatz dazu äußert er sich über seinen gegenwärtigen Zustand wie folgt:

»[…] sie hat alles erzählt (.) und ich hab das probiert (.) das hat so viel geholfen (.) jetzt mein Kopf ist ganz frisch […]« (Z. 44 f.)

»[…] wie ich (2) ey (.) ich bin (.) frisch neu hier geboren soll ich sage (.) ich bin so glücklich hier (2) jetzt ich hab alles was ich […]« (Z. 208 f.)

»[…] ›ich bin auf jeden Fall sicher‹ (.) ich bin sicher (.) des ganze Leben (.) aber ich danke Frau (Name1) und Frau (Name3) die hat mich ein (.) Leben gegeben (2) des ist beste von alles (2) des ich (.) bekommen habe (.) des ich alles gute Leben […]« (Z. 243 ff.)

»[…] die Frau (Name1) und Frau (Name3) hat mich ein (.) große Liebe gegeben (.) (so eine) große Leben (.) ich kann hier (.) alles was machen (.) ich bin neu (.) frisch geboren hier (.) ich hab alles jetzt bekommen (.) […]« (Interview 1, Z. 419–422)

An den obigen Interviewauszügen wird deutlich, dass die TAFF-Beratungen eine Art Neuanfang für die interviewte Person bedeuten. Vom »kaputten« zum »frischen« Kopf bis hin zum Gefühl des »neu geboren seins« und ein neues Leben erhalten zu haben. Darüber hinaus weist der Klient häufig darauf hin, dass er jetzt glücklich sei. Der Interviewte gibt an, durch TAFF eine neue Richtung eingeschlagen zu haben, ruhiger geworden zu sein und schlafen zu können. Zu den Selbstverletzungen äußert er sich an dieser Stelle zwar nicht direkt, an anderer Stelle äußert er sich dazu aber in der Vergangenheitsform, was darauf schließen lässt, dass diese auch aufgehört haben.

Zum Teil lässt sich aus den Ausführungen des Klienten herausarbeiten, welche Aspekte der TAFF-Beratung zu dieser als positiv erlebten Veränderung beigetragen haben: Dabei scheinen zunächst ganz konkrete Techniken, die in der Beratung vermittelt werden und die der Interviewpartner »probiert«, beizutragen: Der Klient erlernt neue Umgangsweisen mit Stresssituationen und emotionalen Belastungen, wie beispielsweise das Umlenken der Selbstverletzungen auf andere Handlungsweisen. Nicht nur die Anerkennung seiner Erfahrungen und Probleme durch den anerkannten Asylantrag, sondern auch die Anerkennung seiner individuellen Lebenserfahrung im Gespräch mit der TAFF-Beraterin scheinen dazu zu führen, dass die Person Sicherheitsgefühl, verbessertes Wohlbefinden, Normalitätsgefühl, Lebenswillen und Zukunftsperspektiven, wie beispielsweise das Absolvieren einer Ausbildung und den Schulabschluss, entwickelt.

Autonomie

Das zweite Interview erfolgt mit einer Klientin, die für TAFF eigentlich als Sprach- und Kulturmittlerin arbeitet. Der TAFF-Berater nahm aber ihre psychische Belastung bei den Sprach- und Kulturmittlereinsätzen wahr und lud sie ein, selbst die TAFF-Beratung in Anspruch zu nehmen. Sie nahm das Angebot an und skizziert im Interview, was sie so belastete:

»[…] also zum Beispiel in unserem Heimatland (.) ähm (.) ok es ist uns auch wichtig was die Gesellschaft immer denkt (.) was die Menschen oder Nachbarn oder so (.) und unsere Entscheidungen werden nicht für (.) unser Wohl (.) einfach dass wir dass wir einfach glücklich sind (.) wir entscheiden das auch (.) die Menschen (.) und darum so zufrieden sind (.) ((atmet ein)) und das hat mich auch belastet […]« (Interview 2, Z. 26–31)

Die Interviewpartnerin spricht hier von ihrem Heimatland, wo es üblich sei, sich an dem zu orientieren, was die Mitmenschen (die Nachbarn oder auch »die Gesellschaft«) über jemanden denken. Das »immer« lässt dabei vermuten, dass es die ständige Orientierung am Gegenüber sein könne, die hier die Belastung mit auslöst. Entscheidungen werden, so empfindet es die Interviewpartnerin, nicht im Hinblick auf das eigene Wohl, sondern auf das der Mitmenschen getroffen.

Im weiteren Verlauf des Gesprächs geht die Interviewpartnerin sehr ausführlich darauf ein, wie sich die »Belastung« bei ihr geäußert hat: Sie habe sich isoliert und antriebslos gefühlt, habe das Haus nicht verlassen wollen, nachts nicht schlafen können, nächtliche Gefühlsausbrüche der Trauer gehabt, unklare Gedanken und Orientierungslosigkeit. Für sie fühlte es sich an, als habe sie »unsichtbare Wunden«, wie sie es selbst nennt, und als seien »Katastrophe« und »Krieg«.

Durch die Gespräche bei TAFF habe die Interviewte ihre bisherigen Handlungsmuster reflektiert und gelernt, achtsamer gegenüber eigenen Bedürfnissen und Gefühlen zu sein. Die Beratungsgespräche hätten dazu geführt, dass sie sich nun besser fühle. Durch die Gespräche mit TAFF und das Aussprechen eigener Gedanken verspüre die Person eine Erleichterung der Belastungen, fühle sich gesund und wach, erhalte neue Perspektiven und Orientierung und entwickle Selbstvertrauen. Außerdem erzählt die Person davon, sich frei zu fühlen und den Eindruck zu haben, das Leben individuell und autonom gestalten zu können, was sich sehr positiv auf deren Wohlbefinden auswirke.

Aktive und soziale Lebensgestaltung

Beim dritten Interview steht vor allem die Situation in Deutschland im Vordergrund, die sich für den Klienten – bevor er TAFF aufgesucht hat – äußerst belastend gestaltete. Der Klient beschreibt seine Situation vor den TAFF-Sitzungen als problematisch und schwierig. Sein Alltag war offenbar geprägt von Schlaf- und Essstörungen sowie unkontrollierbaren Angstzuständen und Panikattacken, die durch Einsamkeit verstärkt wurden. Er unterscheidet dabei zwischen seiner psychischen Erkrankung einerseits und seinen Problemen, mit anderen Menschen in Kontakt zu treten, andererseits:

»[…] (.) was troubling (2) that with the illness (.) and the inability to interact with people (.) ›yeah‹ […]« (Interview 3, Z. 91 f.)

Die TAFF-Sitzungen scheinen nun allein dadurch, dass der Klient die Möglichkeit hat, über seine Probleme zu sprechen, bereits eine Erleichterung hervorzurufen:

»[…] the sessions that I have with her like (.) talking about my problem (.) you know (.) when (.) when you don't have anybody to (.) talk to (.)

you don't (.) you don't explain your problems to anyone (.) it it's like it's a bottle (.) it's a bottle (.) for me (.) it (.) it become (.) so painful (.) that it's like you are trapped (.) in your own body (.) but anytime I go to (2) the TAFF (.) and and and (.) go to (Name TAFF-Beraterin) and we talk about this (.) then I come back (.) I feel more relieved (.) I feel more (.) you know (.) more confident about myself (.) and about my (health) (2) ›you understand‹?« (Interview 3, Z. 85–90)

Wie aus dem obigen Interviewauszug hervorgeht, fühlt sich der Klient gefangen im eigenen Körper, wobei er hier – um seinen Schmerz zu illustrieren – die Metapher einer Flasche wählt, in der er sich gefangen fühlt. Durch die Gespräche bei TAFF gibt er an, ein Gefühl der Erleichterung zu erleben, aber auch selbstsicherer geworden zu sein. An späterer Stelle stellt der Klient nochmal deutlich gegenüber, wie es ihm ging, bevor er bei TAFF angebunden war und wie sich sein Leben dank TAFF geändert hat:

»[…] you know (.) she she actually helped me (.) to put my life back together (.) when I was actually unable (.) all I do is sleep (.) and stay in the house (.) but now I go out (.) I do my things (.) I interact with people (.) I learned cooking (.) watch televis- (.) football (.) outside and (.) you know (.) really (.) it's it's been (2) nothing but ehm (.) but great for me (.) […]« (Z. 276–280)

Während der Klient vor seinen Sitzungen bei TAFF nur geschlafen habe und zu Hause war, gestaltet er nun aktiv seine (Frei-)Zeit: Er trifft sich mit Menschen, hat gelernt zu Kochen, schaut außer Haus Fußballspiele. Der Klient empfindet es so, dass die TAFF-Beraterin ihm dabei geholfen hat, sein Leben wieder zusammenzusetzen, wobei die Formulierung »put my life back together« fast so klingt, als habe sein Leben zuvor »in Scherben« gelegen.

An anderer Stelle erläutert der Interviewpartner noch, dass die Beratung bei TAFF die gleiche Wirkung erfülle, wie wenn er Medikamente nehme, weshalb er nun weniger Medikamente wegen der Schlafprobleme benötige.

In der Beratung bei TAFF hat der Klient auch gelernt, kulturelle und situative Einflussfaktoren zu erkennen:

»[…] and she [TAFF-Beraterin] was also instrumental in explaining culture to me (.) because (.) you know (.) the way I think sometimes when I go out (.) the people are so tight (.) they don't talk to you (.) they just (.) so when you look at people you feel like you are not welcome (.) people are angry with <u>you</u> (.) something like that (.) so (.) but she explained to me all that (.) is (.) culture (.) people (.) really are not (.) that (2) very very (.) ahm (.) open ahm ahm ahm friendly (.) because of the (.) pandemic (.) people are worried everybody is stressed because of the pandemic so people are actually running after their businesses (.) so it shouldn't (.) it's nothing about me (.) it's nothing personal so (.) anytime I begin to feel (.) that's (.) I begin to realize (.) that is really what is happening (.) and people are really nice here (.) it just (.) it takes a bit of time (.) before you get to know it (.) yeah […]« (Interview 3, Z. 107–116)

Die Menschen in Deutschland scheinen auf den Interviewpartner bislang streng und verärgert gewirkt zu haben, so, als wollten sie nicht mit ihm sprechen, weshalb er sich nicht willkommen gefühlt hat. Die TAFF-Beraterin erläutert dem Interviewpartner, dass einerseits kulturelle Faktoren sowie andererseits die Pandemiesituation zu diesem Verhalten beitragen, und dass dies nichts mit ihm zu tun habe. Dieses Wissen hilft ihm, Erlebnisse einzuordnen. Nun empfindet er die Menschen als freundlich, es dauere nur ein wenig, bis man sie kennenlerne.

Und obwohl sich das Leben für den Klienten offenbar sehr stark zum Positiven gewendet hat, betont er auch, wie wichtig es für ihn ist, weiterhin die Gelegenheit zu haben, die TAFF-Beratung (aber auch die Therapeutin, bei der er angebunden ist) aufzusuchen.

»[…] so basically it's(.) it's it's it's it's it's it's (.) important to me (.) really (.) that I continue talking to them (.) I continue visiting them (.) its important (.) it it really helps (.) ›you know‹ (.) it's one more part of my activities here […]« (Interview 3, Z. 180 ff.)

Unterstützung und Orientierungshilfe

Im vierten Interview gibt die Klientin zunächst einen Einblick, wie sie zu TAFF gekommen ist:

»[…] I told you I'm refugee (.) so refugees are are being transferred from (.) from one location to another (.) an I was transferred to this area which is (Ortsname) (.) and eh (.) and normally (.) we as refugees (.) we need the support from (.) eh (.) from organisations (.) like the Caritas (.) like the Diakonie (.) and (.) h (.) I just (.) I was told that I should go to one of these organisation (.) I went to both of them and I got the help (.) from the Diakonie more (.) the Diakonie helped me a lot (.) so I stuck with them ((lacht)) […]« (Interview 4, Z. 169–174)

Wie in den obigen Ausführungen deutlich wird, sind Geflüchtete in Deutschland zunächst in einer Situation, die ihnen wenig eigenen Gestaltungsraum gewährt: Sie werden von einem Ort zum nächsten »transferiert«. Der Ort, an den die Klientin »zugewiesen« wurde, scheint ihr dabei ebensowenig bekannt wie die Hilfesysteme vor Ort (sie zählt Orts- und Organisationsnamen einfach auf). Klar ist nur, sie benötigt Unterstützung und scheint nun einfach beide verfügbaren Organisationen aufzusuchen, um am Ende dort zu bleiben, wo sie den Eindruck hat, dass ihr dort »mehr« geholfen wird. Im vorliegenden Fall war dies die Diakonie, vermutlich eben auch wegen ihrer starken psychischen Probleme, die durch das spezielle Beratungsangebot von TAFF aufgefangen werden konnten.

Die Situation vor den Gesprächen bei TAFF beschreibt die Klientin als unangenehm und merkwürdig. Sie habe sich verloren und depressiv gefühlt und sich aus dem sozialen Leben zurückgezogen. Ihr Alltag sei bestimmt gewesen von Stimmungsschwankungen, der Kopf voller Gedanken. Seit sie in der TAFF-Beratung war, fühle sie sich besser und benötige nun auch keine psychologische Unterstützung mehr. Dank TAFF könne sie nun ihre Gedanken ordnen, zudem sei sie nun in der Lage, ihre Emotionen und ihre Gedanken zu verstehen und damit umzugehen. Die Gespräche mit TAFF scheinen für die Klientin eine Art Wendepunkt dargestellt zu haben. Sie hat in einer Phase der Orientierungslosigkeit Unterstützung und Orientierung erhalten.
Dies zeigt sich an folgenden Aussagen:

»[…] I was (.) I was (.) just (.) talking nonsense (.) totally nonsense (.) I (.) I cant even (.) I cant even (.) or (.) I, I cant (.) I cant say (.) what I said

(.) it it is it makes sense (.) but somehow (.) he was (.) capable to to (.) to reorder my thoughts (.) I mean he he re- reorganized my thoughts he was just summarizing everything for me (.) and just give me (.) and in a very (.) very small (.) conversation from his side to (.) to to (.) to explain (2) some stuff for me […]« (Z. 29–34)

»[…] they helped me (.) to (.) to to (.) not feel like that anymore they guide me through what do I need to do (.) eh (.) t o (.) to overcome (.) eh (.) the feelings that I have (.) and now I can (.) eh (.) I can deal with (.) with with my feelings there (probably) (.) what do i feel and what do i think (.) and how to reorganize everything inside […]« (Z. 150–153)

»[…] because they are so good (.) they very helpful I mean (.) they are very helpful (.) they listen to you (.) they help you (.) they guide you through (.) that's what you need […]« (Interview 4, Z. 207–211)

In der bisherigen Analyse der Interviews wird deutlich, dass die Personen unterschiedliche Erfahrungsschwerpunkte – Sicherheit, Autonomie, aktive und soziale Lebensgestaltung sowie Unterstützung und Orientierungshilfe – haben, welche insbesondere auf individuell erlebten Veränderungen und individuellen Bedürfnissen basieren.

Trotz verschiedener inhaltlicher Erfahrungsaspekte der Beratung beschreiben alle Klient*innen vor den Beratungsgesprächen einen Zustand der Orientierungslosigkeit. Es kristallisiert sich heraus, dass durch die Beratungen bei TAFF ein Veränderungsprozess einsetzt. Im folgenden Abschnitt wird herausgearbeitet, welche Aspekte der Beratung von den Klient*innen als besonders hilfreich erlebt werden. Dabei werden zum Teil auch Punkte nochmals aufgegriffen, die bereits in den obigen Analysen angeklungen sind, die hier aber nochmal unter einem neuen Gesichtspunkt aufgeführt werden.

Unterstützung und Orientierungshilfe

Die (soziale) Unterstützung in schwierigen Lebenslagen und bei der individuellen Problembewältigung sowie Orientierungshilfe lassen sich als übergreifende Aspekte des Beratungsvorgehens zusammenfassen und können dem vorherigen Teil der individuellen Fallbeschreibungen entnommen werden.

Reden und Zuhören

In den vorausgegangenen Analysen wurde bereits deutlich, dass die Möglichkeit, über die eigenen Probleme zu reden und eine Person zu haben, die »einfach nur« zuhört, für die Klient*innen von großer Bedeutung zu sein scheint. Dies soll hier nochmal anhand verschiedener Aussagen verdeutlicht werden.

»[…] ich hab alles erzählt (.) und der hat zu mir gesagt (.) ok (.) lass ma alles (.) musst erzählen (.) da muss ich alles jetzt (.) ich hab alles (.) von (.) Null bis (.) Ende ich hab alles erzählt (.) was hab ich Probleme in (H) (.) ich hab Tränen (2) ich hab alles erzählt des große Probleme […]« (Interview 1, Z. 149–152)

»[…] wenn ich dort erzählt habe (.) hab ich gefühlt einfach (.) E H (.) also eine Stein ist von [Anm. ›von‹] meinen Schultern gefallen (.) wenn ich jemand erzählt habe weil (.) ich habe niemand darüber erzählt […]« (Interview 2, Z. 31 ff.)

»[…] yeah (.) oh (.) at all basically (.) it's important because if (.) if I'm not talking I feel (.) I feel much (2) much pressure (.) more stressed […]« (Interview 3, Z. 176 f.)

Die Möglichkeit, von »Null bis Ende« alles erzählen zu können, scheint für alle Interviewten mit einer unheimlichen Erleichterung einherzugehen. Dies zeigt sich schon an den Metaphern, die die Klient*innen wählen: Es lastet ein Stein auf den Schultern oder es fühlt sich an, als sei man in einer Flasche gefangen (s. o.).

Vertrauensvolle Atmosphäre

Des Weiteren beschreiben alle interviewten Personen eine vertrauensvolle Atmosphäre innerhalb der Sitzungen, welche sich für sie darin äußert, dass sie Aufmerksamkeit, Anerkennung und Verständnis erfahren. Dabei scheint sich das Vertrauenserleben sehr stark an den jeweiligen Beratenden festzumachen, was sich auch daran zeigt, dass die jeweiligen TAFF-Berater*innen häufig beim Namen genannt werden. Die folgenden Interviewauszüge veranschaulichen, welche Rolle die Berater*innen für die Interviewpersonen spielen:

»[...] (.) die kann alles verstehen (.) was muss (.) was hast du Probleme (.), und die kann dir vielleicht (.) weiter einen guten Tipp geben (.) ich finde des ist beste [...]« (Interview 1, Z. 399–401)

»[...] I become (.) very comfortable with her (.) I become (2) really (at ease) (.) talking about my issues and (.) you know she's listening (2) attentively (.) and she was (.) really caring (.) really [...]« (Interview 3, Z. 104 ff.)

Die Betreuerin wird im zweiten Zitat als aufmerksam und fürsorglich beschrieben und das Gespräch mit ihr als angenehm empfunden. Der andere Proband beschreibt, dass seine Betreuerin alle Probleme verstehen und mit Ratschlägen helfen kann. Hier zeigt sich, dass die Klient*innen eine vertrauensvolle Atmosphäre innerhalb der TAFF-Beratungen wahrnehmen und wie sehr sie die Gespräche wertschätzen.

Aufzeigen von alternativen Denk- und Handlungsmöglichkeiten

Innerhalb der Gespräche werden Handlungsalternativen sowie der Umgang mit Emotionen erarbeitet, beispielsweise was den Umgang mit stressbedingten Situationen angeht. Dabei wird nicht ausschließlich auf gesundheitliche Aspekte eingegangen, sondern teils auch auf kulturelle Faktoren. Die Klient*innen werden bei ihrer Strukturierung des Alltags begleitet.

»[...] also er hat mir besonders geholfen (.) wer bin ich (.) oder was (.) ich (.) machen kann (.) oder was ist mein ser- ziel klarer zu sehen [...]« (Interview 2, Z. 138 f.)

»[...] well eh (.) well for (.) for me (.) that was it (.) i-i- i got the help to (.) reorganize my thoughts (.) and have an answer to my questions (.) and how to think about (.) some things (.) a n d (.) e h (.) i got (.) eh (.) and also he also gave me like (.) e hm (.) eh (.) like like focusing ehm (2) thing (.) things that i can do with myself (.) its (.) it is like things like meditation and stuff and (.) i mean eh (.) which (.) which helped a lot (.) to be able to focus and e h [...]« (Interview 4, Z. 43–47)

An den Ausschnitten ist zu erkennen, dass die Personen von den TAFF-Mitarbeiter*innen dabei begleitet werden, ihre Gedanken zu reorganisieren und Ziele zu erkennen. Außerdem werden Handlungsweisen wie Meditationstechniken weitergegeben, wodurch die Personen bei der eigenständigen Behandlung von Problemen, wie z. B. Konzentrationsschwierigkeiten, unterstützt werden.

Zugänglichkeit und Erreichbarkeit

Ein weiteres Merkmal der stabilisierenden Beratung ist das niedrigschwellige Angebot, welches von allen Beteiligten, teils explizit und teils implizit, beschrieben wurde.

Hier scheinen mehrere Faktoren zusammenzukommen: die Möglichkeit, sofort einen ersten Termin, aber auch Folgetermine (und zwar innerhalb einer Woche) zu erhalten sowie die Tatsache, dass die Termine umsonst sind und dass sich die Berater*innen Zeit nehmen.

»[...] I have more (2) more more more (.) e h m (.) more time speaking to (TAFF-Berater*in) and (.)getting (listening) to (.) and getting things explain to me (.) then i have talking to the psychologist (.) who is basically very busy [...]« (Interview 3, Z. 146 ff.)

»[...] eh (.) e hm (.) they offered me e h (.) free psychological sessions (.) free free therapy sessions (.) a n d (.) e h (.) eh e h (.) they they were available immediately (.) when i asked for help (.) and (.) e h (.) i mean i just (.) I, I, I just contacted and i got the same week (.) a (.) a date to talk to (.) so that was (.) that was great (.) and very fast ((lacht)) and there (.) and also (.) ehm (.) there was follow ups (.) i mean (.) i mean (.) i can add (.) it a (.) it was (.) it was available whenever i need help (.) or I (.) i need (.) eh (.) i need someone to talk to i (.) i could always text (.) which is (.) that (.) thats (.) an VIP (.)eh (.) service (serving) ((lacht)) [...]« (Interview 4, Z. 80–85)

In den obigen Aussagen deutet sich auch ein Vergleich zu den Erfahrungen mit Sitzungen bei niedergelassenen Therapeut*innen an, der an anderer Stelle nochmal konkretisiert wird. Dabei wird deutlich, dass sich das TAFF-Angebot von Therapiesitzungen auch insofern unterscheidet, als dass es weniger formell ausgestaltet ist, schneller zugänglich ist und zudem zeitlich flexibler, d. h. Beratungen können bei Bedarf auch den angesetzten Zeitrahmen überschreiten. Somit stellt das TAFF-Angebot nicht nur eine Art Überbrückungsangebot dar, sondern erfüllt gerade durch seine (zeitliche) Flexibilität und Niedrigschwelligkeit eine wichtige Rolle für die Betreuung psychisch erkrankter Geflüchteter.

Zusammenfassung

Zusammenfassend lässt sich festhalten, dass TAFF den Klient*innen ein Beratungsangebot bietet, das unkompliziert, regelmäßig und zeitnah in Anspruch genommen werden kann. In der Beratung erhalten die Klient*innen die Möglichkeit, in einer vertrauensvollen Atmosphäre von ihren Problemen zu erzählen, wobei bereits dieses Reden und Zuhören für starke Erleichterung sorgt. Außerdem erhalten die Klient*innen Informationen und Erklärungen zu kulturellen und situativen Begebenheiten und zudem die Möglichkeit, alte Denkmuster zu reflektieren und neue Denk- und Handlungsalternativen zu erlernen.

Über diese Merkmale, die aus Sicht der Klient*innen die TAFF-Beratung im Allgemeinen ausmachen, zeichnet sich in den Interviews ab, dass die Klient*innen jeweils ihre eigenen Themen in die Beratung einbringen (können), die aus den vielfältigen Lebensumständen und damit einhergehenden Bedürfnissen der einzelnen Personen resultieren. Alle interviewten Personen sprechen davon, positive Erfahrungen mit TAFF gemacht zu haben und sich nun – nicht zuletzt aufgrund eines erweiterten Handlungspotentials – besser zu fühlen.

Einschränkung und Einordnung der Befragung

Bei der Untersuchung muss berücksichtigt werden, dass die Interviewteilnahme freiwillig erfolgte und die Stichprobe nicht zufällig zustande kam, sondern von den TAFF-Berater*innen ausgewählt wurde und zudem auch nur Klient*innen einbezogen wurden, die Deutsch oder Englisch sprachen. Allerdings zielte diese Untersuchung auch nicht auf eine umfassende Evaluation der TAFF-Beratung ab, sondern es sollte herausgearbeitet werden, welche Effekte die TAFF-Beratung im gelingenden Fall haben kann und welche Aspekte dazu beitragen.

11.2 Gruppenevaluation

Unmittelbar nachdem TAFF die Evaluationen für Gruppenangebote etabliert hatte, begannen die Coronamaßnahmen, weshalb Gruppen nur noch in eingeschränktem Maß stattfinden konnten. Von einer Evaluation der Maßnahme wurde meist abgesehen, um eine zusätzliche Belastung und Komplikation durch eine Vorher-Nachher-Evaluation neben der Umsetzung aller Coronaauflagen zu vermeiden. Die Evaluationen werden jedoch bei kommenden Maßnahmen durchgeführt und deren Ergebnisse fließen in die Qualitätssicherung ein.

11.3 Netzwerkevaluation

Es erfolgte eine regionenbezogene Netzwerkevaluation, bei der lokale Akteure im Netzwerk der psychotherapeutischen Unterstützung und Versorgung zur Wirksamkeit von TAFF befragt wurden. Diese Befragung fand mittels halbstrukturierter Interviews statt, die zu zwei Zeitpunkten durchgeführt wurden: Einmal im Herbst 2016, nach ca. einem Jahr der regionalen TAFF-Aktivitäten und dann erneut in der zweiten Jahreshälfte 2019. Die Befragung erfolgte durch zwei geschulte, externe Interviewerinnen, die den Gesprächspartner*innen vorher nicht bekannt waren und die nicht dem TAFF-Team angehörten. Zur Erinnerung: Im Rahmen der Interviews wird die Wahrnehmung der Gesprächspartner*innen zu folgenden Wirksamkeitskriterien erfasst:

1. Veränderung des psychotherapeutischen Abklärungsprozesses durch TAFF,
2. Qualität der Lösungsfindung durch TAFF und Kontaktqualität,
3. Bedeutung interkultureller Sensibilität und Sensibilität für psychischen Hilfsbedarf aus Sicht der Akteure,
4. Motivation zur Zusammenarbeit und Entlastung durch TAFF,
5. Perspektivenübernahme durch TAFF-Mitarbeiter*innen (inwieweit berücksichtigt TAFF die unterschiedlichen Rollen der Akteure im Helfer-/Betreuungsnetzwerk der Geflüchteten).

Die Interviewpartner*innen setzten sich aus den unterschiedlichen Gruppen der Netzwerkpartner von TAFF zusammen:

- Asylsozialarbeiter*innen,
- niedergelassene Ärzt*innen und Psychotherapeut*innen,
- Mitarbeiter*innen des lokalen Bezirkskrankenhauses,
- Mitarbeiter*innen und Leitungsebene von Behörden: Gesundheitsamt, Integrationsbeauftrage, Amt für Integration,
- Ehrenamtliche,
- Sprach- und Kulturmittler*innen.

Ergebnisse der ersten Netzwerk-Evaluation nach zehn Monaten TAFF

Im Rahmen der Evaluation wurden im Allgäu 17 und in Oberfranken 18 Personen telefonisch befragt. Die Interviews dauerten im Schnitt 35 Minuten. Kernerkenntnisse konnten mit Hilfe inhaltsanalytischer Verfahren herausgearbeitet werden, die im Folgenden dargestellt werden.

Positive Auswirkungen von TAFF

Repräsentanten der Regelversorgung der Geflüchteten (BKH, Asylsozialarbeit und Gesundheitsamt) berichteten nach einem dreiviertel Jahr von einer spürbaren Entlastung dank der lokalen TAFF-Berater*innen. Die Ehrenamtlichen und zum Teil auch die Asylsozialberater*innen sahen die Kontakt- und Koordinierungsstelle als wichtige Anlaufstelle, wenn sie psychische Erkrankungen bei Geflüchteten vermuteten, und hoben die Qualität der Arbeit der Mitarbeiter*innen der TAFF-Berater*innen hervor. Trotz der geringen Stundenzahl der TAFF-Berater*innen betonte die große Mehrheit der Interviewten die gute Erreichbarkeit und Qualität der Zusammenarbeit. Die Ausbildung der Sprach- und Kulturmittler*innen wurde als sehr hochwertig und ihre Auswirkung für die Versorgung psychisch erkrankter Geflüchteter in der Region als sehr positiv eingeschätzt. Unterschiedliche Interviewpartner*innen betonten, dass der Abklärungsprozess im Vergleich zu der Zeit vor TAFF deutlich beschleunigt erfolgte. Außerdem wurden die Fortbildungsveranstaltungen von unterschiedlichen Zielgruppen positiv bewertet.

Weiterentwicklungsbedarf von TAFF

Generell wurde deutlich, dass von verschiedenen Ansprechpartner*innen im Netzwerk ein stärkerer Informationsrücklauf gewünscht wird, z. B. ob Klient*innen bei der Kontakt- und Koordinierungsstelle erschienen sind, ob diese weiterverwiesen wurden oder im Hinblick auf die Weiterentwicklung von TAFF in der Region usw. Viele Interviewpartner*innen sehen einen deutlich größeren Bedarf an Angeboten von TAFF, auch wenn sie signalisieren, dass diese mit dem Stundenbudget der Berater*innen wohl nicht zu leisten seien. Konkrete Vorschläge umfassten aufsuchende Sprechstunden in den Unterkünften, Gruppen- und Psychoedukationsangebote, mehr Kapazitäten für die Behandlung von Geflüchteten durch die TAFF-Berater*innen bzw. generell ein stärkeres Beratungsangebot durch die Kontakt- und Koordinierungsstelle. In einer der beiden Regionen (in der die Asylsozialarbeiter*innen mit den Fortbildungen nicht gut erreicht werden konnten) wurde darüber hinaus der Wunsch nach einer noch engeren Zusammenarbeit im Bereich der Fortbildungen und den Sprach- und Kulturmittler*innen bei anderen Trägern geäußert, wie z. B. ein direkter Zugang zu den SKM ohne Vermittlung der Kontakt- und Koordinierungsstelle oder auch eine gemeinsame Fortbildungsplanung.

Ergebnisse der zweiten Netzwerk-Evaluation nach 3,5 Jahren TAFF

Die zweite Befragung erfolgte an den beiden gleichen TAFF-Standorten wie die erste Erhebung, um Vergleiche ziehen und Entwicklungen besser verfolgen zu können. Leider wurde dies durch personelle Wechsel bei TAFF-Berater*innen und den Interviewteilnehmer*innen erschwert. Insgesamt wurden 21 Personen (an einem Standort zehn, am anderen elf) interviewt. Es handelte sich dabei um Ehrenamtliche, Therapeut*innen, Flucht- und Integrationsberater*innen, Berater*innen aus Regeldiensten sowie Mitarbeiter*innen von Behörden. Die durchschnittliche Interviewdauer betrug 57 Minuten und liegt damit deutlich über der der ersten Erhebung.

Positive Auswirkungen von TAFF

Von der Mehrzahl der Befragten wird angeben, dass sich die Versorgung psychisch belasteter Geflüchteter in der jeweiligen Region durch TAFF nachhaltig verbessert hat – nur zwei Interviewpartner*innen sehen keine Veränderung. Ein Teil der Befragten gab an, dass es gelungen ist, in der Region mehr Therapeut*innen zu aktivieren; eine Mehrheit betonte die Bedeutung der gruppentherapeutischen Angebote von TAFF und den wichtigen Beitrag der von TAFF qualifizierten Sprach- und Kulturmittler*innen in der Region. Ebenso wird von nahezu allen Fachkräften die große Entlastung in der eigenen Arbeit durch die Versorgung psychisch erkrankter Geflüchteter durch TAFF betont. Inwieweit es zu einer Beschleunigung von Therapiebewilligungsprozessen kam, scheint sehr stark von den involvierten Institutionen abzuhängen, wie verschiedene Interpartner*innen betonten. Die Qualität der Lösungsfindung von Seiten der TAFF-Berater*innen wurde von zwei Drittel der Befragten als gut oder sehr gut bewertet, Fachkräfte betonten die gute Qualität der Zusammenarbeit mit der Kontakt- und Koordinierungsstelle sowie deren Beratungen. Bei Ehrenamtlichen variierte die Einschätzung in Abhängigkeit von der aktuellen Situation, d. h. wenn sie aktuell einen Fall betreuten, bei dem sie mit der Unterstützung durch TAFF zufrieden waren, äußerten sie sich positiv und entsprechend umgekehrt im Gegenfall.

Weiterentwicklungsbedarf von TAFF

Zwei Bereiche werden durchgängig in den Interviews thematisiert: TAFF sollte mehr Öffentlichkeitsarbeit betreiben, um bei den unterschiedlichen Ziel- und Kooperationsgruppen bekannter zu werden. Darüber hinaus erhoffte sich eine Mehrheit der Interviewpartner*innen höhere Stundenanteile der TAFF-Mitarbeiter*innen, da der Bedarf die Kapazitäten übersteige. Eine feste Integration in das lokale Versorgungsnetz wurde häufig gewünscht – abgesichert durch eine dauerhaft gewährleistete Finanzierung. Die sonstigen Weiterentwicklungsmöglichkeiten für TAFF sind an die unterschiedlichen Rollen und Aufgaben der Interviewten im Versorgungsnetzwerk gebunden:

- Psychotherapeut*innen wünschten sich mehr Intervisions- und Supervisionsangebote und finanzielle Unterstützung bei der Gutachtenerstellung im Rahmen von Asylverfahren. Darüber hinaus hofften sie auf erneute Anstrengungen bei der Therapeut*innengewinnung.

- Mitarbeitende aus Beratungseinrichtungen[13] betonten, dass es wichtig sei, mehr spezifische Fortbildungsangebote für die jeweiligen Fachkräfte in der Region anzubieten (z. B. kultursensible Erziehungsberatung, Umgang mit Dissoziationen, ehrenamtliche Begleitung von Traumatisierten) und die Gruppenformate auszudehnen. Fortbildungen würden neben den inhaltlichen Aspekten einen intraregionalen Austausch und die Vernetzung der Akteure fördern. Außerdem sollten weitere Sprach- und Kulturmittler*innen ausgebildet werden.
- Sprach- und Kulturmittler*innen wünschten sich mehr Aufträge, Feedback zu ihrer Arbeit und vertiefende Fortbildungsangebote.
- Für Ehrenamtliche spielte vor allem eine gute Erreichbarkeit, personelle Kontinuität auf Seiten der TAFF-Berater*innen und die aus ihrer Sicht notwendige Vermittlung in Einzeltherapie eine große Rolle bei der Beurteilung von TAFF. Dies wurde personengebunden sehr unterschiedlich bewertet – innerhalb der jeweiligen Regionen wurden immer wieder konträre Einschätzungen zu gleichen Punkten abgegeben.

Bewertung der Evaluation und praktische Implikationen für die Durchführung von weiteren Evaluationen

Die Evaluationsergebnisse belegen deutlich, dass die Aktivitäten von TAFF in zwei sehr unterschiedlichen Regionen aus Sicht der befragten Akteure zur Verbesserung der lokalen Versorgung von psychisch belasteten Geflüchteten geführt haben. Das Aufgreifen von Verbesserungswünschen (Gruppenangebote) und die Veränderung des Gesamtkonzeptes (Stepped-Care) zeigen deutlich Wirkung in der zweiten Bewertung.

Spannungsfelder

In den Ergebnissen der Evaluation wird allerdings auch ein Spannungsfeld deutlich, das in den vorangegangenen Kapiteln bei der Darstellung des Konzeptes und dessen Umsetzung thematisiert wur-

---

13 Asylsozialarbeiter*innen und Mitarbeiter*innen von Beratungsstellen (Familie, Erziehung etc.)

de: Der große Bedarf an Unterstützungsleistungen durch TAFF steht im Zusammenhang mit den Aktivitäten im Bereich der Öffentlichkeitsarbeit und Vernetzung. Anschaulich gesprochen bedeutet dies: Wenn die Kontakt- und Koordinierungsstelle voll ausgelastet ist, machen die Berater*innen keine Werbung mehr und die Netzwerkarbeit erscheint im Vergleich zum individuellen Leid der Klient*innen weniger wichtig.

Die Evaluation macht auch klar, dass die unterschiedlichen Netzwerkakteure sehr verschiedene Perspektiven auf die Arbeit von TAFF haben und zur Beurteilung der Qualität der Arbeit von TAFF unterschiedliche Ausschnitte des Wirkens von TAFF herangezogen werden:

- Fachkräfte ziehen für ihre Bewertung Eindrücke aus dem Gesamtsystem und aus dem fallbezogenen Kontakt heran. Hier schneidet TAFF durchweg positiv ab.
- Ehrenamtliche und Sprach- und Kulturmittler*innen leiten ihre Bewertung aus der Erfahrung mit einzelnen Fällen ab – diese prägen dann das Gesamtbild. Eine Systemperspektive fehlt.
- Bei Psychotherapeut*innen stehen die Unterstützung bei der therapeutischen Arbeit und die Rahmenbedingungen dafür (Intervision/Supervision) im Vordergrund ihrer Rückmeldungen. Wichtig sind ihnen also vor allem die von TAFF organisierten Maßnahmen wie Supervisionen oder Intervisionen. Die Therapeut*innen betonen im Gespräch allerdings, dass sie nicht einschätzen können, was bei einer Therapie an Vorarbeit (Bewilligungsprozess u. a.) und begleitender Arbeit von Seiten TAFF nötig war.

Dies soll nicht als Entwertung des jeweiligen Feedbacks verstanden werden, sondern im Gegenteil deutlich machen, dass die Erwartungen der einzelnen Akteure an TAFF äußerst unterschiedlich ausfallen, die Wahrnehmung von TAFF von Einzelfällen abhängen kann und je nach Kooperationspartner nur bestimmte Facetten der Arbeit von TAFF bekannt und als relevant erkannt werden.

Die Evaluation hinterlässt den Eindruck, dass es besonders gut gelungen ist, die Erwartungen von Fachkräften aus Beratungseinrichtungen zu erfüllen, während bei anderen Kooperationspartnern (z. B.

Ehrenamtlichen) die Ergebnisse mehr streuen. Das mag – wie sich in den Interviews andeutet – auch an überhöhten Erwartungen an TAFF liegen. Dies gilt es in der Praxis noch stärker zu berücksichtigen und z. B. deutlich mehr in die Öffentlichkeitsarbeit vor Ort zu investieren, um das TAFF-Angebot bekannter und besser verständlich zu machen.

Einschränkungen der Evaluation

Es handelt sich bei der Evaluation um keine repräsentative Umfrage, der Anspruch eines qualitativen Ansatzes ist es, eine große Bandbreite an Perspektiven zur Arbeit von TAFF zu erfassen, um Weiterentwicklungspotentiale zu identifizieren. Auf der Basis der Interviews könnte ein Fragebogen zur repräsentativeren Erfassung entwickelt werden, der dann deutlichere Verbreitung erfahren könnte. Dies ist von TAFF so aber gegenwärtig nicht geplant.

Ein Problem im Rahmen der Netzwerkevaluation bliebe bei einer quantitativen Methodik allerdings bestehen: Die verschiedenen Akteure weisen eine unterschiedliche Interaktionsdichte mit TAFF und eine unterschiedliche Eindringungstiefe ins Versorgungssystem auf. Das bedeutet, es besteht die Gefahr, dass bei Akteuren mit wenig Kontakt zu TAFF (extreme) Einzelereignisse überbewertet werden – im Guten wie im Schlechten (Repräsentativitätsheuristik, Regression zur Mitte; Kahnemann, 2011). Dies ist nicht nur für die Interpretation der Ergebnisse relevant: In der praktischen Arbeit bedeutet dies, zu erkennen, dass bestimmte Facetten der eigenen Arbeit besonders bedeutsam für die Außenwahrnehmung sein können und dass Transparenz und Informationsfluss gerade bei Kooperationspartnern mit wenig Einblick in das Gesamtfeld große Bedeutung innehaben.

In der Evaluation wird deutlich, dass eine Reihe von Einflussfaktoren außerhalb des TAFF-Konzeptes die Wahrnehmung der Gesamtsituation der psychotherapeutische Versorgung in der Region mit beeinflussen. Hier sind beispielhaft vier angeführt, die in den Evaluationsergebnissen deutlich wurden:

1. Personenbezogene Aspekte: Bei einer oft überschaubaren Anzahl an Akteuren können Aspekte wie Persönlichkeit, eigenes Rollenverständnis, Kompetenzen und Erfahrungen, Einstellungen und

Motive auf lokaler Ebene einen beträchtlichen Unterschied machen.

2. Strukturelle Aspekte: Über den Zeitraum von drei Jahren können Veränderungen auf politischer und organisationaler Ebene auftreten: Neue lokale Strukturen, Ansprechpartner*innen, Trägerstrukturen beeinflussen die Gesamtwahrnehmung der Versorgungssituation und die Wahrnehmung des Einzelkontakts.
3. Belastungsbezogene Veränderungen bei den Helfer*innen: Beim zweiten Erfassungszeitpunkt 2019 arbeiten manche der Befragten seit viereinhalb Jahren unter großen Belastungen und mit der Erfahrung, die Situation der Geflüchteten nicht in dem Maße verbessern zu können, wie es der eigene Anspruch will bzw. fachlich notwendig wäre. Eine kumulierte Ernüchterung bis hin zur Frustration ist insbesondere bei manchen Ehrenamtlichen und Therapeut*innen klar erkennbar.
4. Belastungsbezogene Veränderungen bei Geflüchteten: Akteure aus unterschiedlichen Institutionen des Versorgungsnetzwerkes (Behörden, Sozialarbeiter*innen, Beratungsstellen) betonen die Veränderungen der psychischen Belastungen der Geflüchteten. Vor allem Postmigrationsstressoren wie unsicherer Aufenthalt, fehlende Teilhabe an der Gesellschaft (vor allem am Arbeitsmarkt und in der Bildung), prekäre Wohnsituation und die meist schwierige Situation im Herkunftsland, aber auch eine Chronifizierung von unbehandelten psychischen Erkrankungen führen zu komplexeren Fällen psychischer Erkrankungen.

Maßnahmen wie die von TAFF, die von einer hohen Komplexität und Vielschichtigkeit geprägt sind, sollten unbedingt begleitend evaluiert werden: zum einen, um im Sinne des prozesshaften Arbeitens die kontinuierliche Verbesserung auf eine verlässliche, breite Datenbasis stellen zu können, zum anderen, um die Verwendung der eingesetzten Mittel rechtfertigen und vor allem den Nutzen und Bedarf möglichst objektiv nachweisen zu können. Dies ist insbesondere bedeutsam, um auf politischer Ebene strukturelle und finanzielle Veränderungen in diesem Bereich begründet einzufordern.

Deswegen erfolgt die Reflexion der Ergebnisse und Vorgehensweise in diesem Manual ausführlich, um (willkommenen) Nachahmer*innen möglichst umfassend das Potential, mögliche Einschränkungen und die besonderen Herausforderungen der unterschiedlichen Evaluationsmaßnahmen aufzuzeigen.

11.4 TAFF in Zahlen

An den einzelnen TAFF-Standorten werden jedes Jahr gezielt Kennzahlen erhoben, um einen quantitativen Überblick der aktuellen Arbeit von TAFF und die Entwicklung über Jahre hinweg zu erhalten. Auf diesen Zahlen basieren die folgenden Richtwerte für eine im Konzept vorgesehene prototypische Besetzung der TAFF-Kontakt- und Koordinierungsstelle mit einer*einem Sozialarbeiter*in und einer*einem Psycholog*in (meist zu jeweils 50 % beschäftigt). In der untenstehenden Tabelle 3 haben wir uns bewusst für eine normierte Darstellung entschieden, weil diese unseres Erachtens eine bessere Orientierung liefert als eine nach Jahr und Standort gegliederte Tabelle. Denn das ressourcenorientierte Vorgehen von TAFF in Kombination mit dem flexiblen Konzept, bei dem Anpassungen an die jeweiligen Gegebenheiten vor Ort explizit erwünscht sind, führt zum Teil zu recht unterschiedlichen und jahresmäßig variierenden Fallzahlen. Außerdem legt TAFF Wert auf die fachliche Qualität der Arbeit, nicht aber auf einen Fallzahlenwettbewerb zwischen den Standorten. Deshalb beziehen sich die Werte auf eine etablierte Stelle, also nicht im Aufbaujahr, und sollen als Orientierung beim Aufbau einer eigenen Kontakt- und Koordinierungsstelle dienen.

Tabelle 3: TAFF in Zahlen

	Pro Jahr
Klienten*innen Termine	350–450
Anzahl der Klient*innen	80–100
Mehrfach gesehene Klient*innen	>70 % der Klient*innen
Sprach- und Kulturmittlereinsätze (TAFF gesamt, nicht nur bei Terminen der Kontakt- und Koordinierungsstelle)	150–250
Vermittlung in Psychotherapie	<15 %[14] der Klient*innen
Vermittlung an Beratungsstellen	10–25 %
Vermittlung an Hausärzt*innen	10–25 %
Vermittlung an Fachärzt*innen (Neurolog*innen, Psychiater*innen)	10–80 %[15]
Anzahl der Geflüchteten in der betreuten Region	1000–1500

14 Hängt sehr stark von der lokalen Versorgungslage ab.
15 Hängt sehr stark von der lokalen Versorgungslage ab.

12 Fazit und Ausblick

Menschen den Zugang zur gesundheitlichen Versorgung zu ermöglichen, ist eine staatliche und gesamtgesellschaftliche Aufgabe. Dies ist unabhängig davon, ob die Menschen in Deutschland geboren sind oder nicht – es ist auch unabhängig davon, ob es sich um körperliche oder psychische Gesundheit handelt.

Diesen Zugang zu gewährleisten ist humanitär, rechtlich und volkswirtschaftlich geboten. Ein Blick auf die Altersstruktur insbesondere bei Geflüchteten zeigt, dass es überwiegend junge Menschen und Kinder sind, die nach Deutschland kommen und damit voraussichtlich ihr Leben hier verbringen werden. Alle Bemühungen, diesen Menschen ein möglichst schnelles Ankommen, Teilhabe und bei Bedarf umfängliche Versorgung bei psychischen Problemen zugänglich zu machen, sind Investitionen in deren individuelle Zukunft, aber auch in die des gesamten Landes.

TAFF will neben der Schließung dieser humanitären Lücke für den Bereich psychische Gesundheit aufzeigen, wie schnell bedeutsame Veränderungen auf regionaler Ebene geschaffen werden können, die unmittelbar auf die Regelsysteme abzielen. TAFF macht auch deutlich, an welcher Stelle Regelsysteme ergänzt und ausgebaut werden müssen, um dem Bedarf gerecht zu werden.

TAFF und vergleichbare Konzepte können und wollen staatliches Handeln nicht ersetzen, sondern bei entsprechendem politischen Willen Konzepte zur Verfügung stellen, die aufzeigen, wie eine flächendeckende Öffnung der niedrigschwelligen Versorgung für psychisch erkrankte und belastete Menschen mit Fluchterfahrung gelingen kann.

Das vorliegende Manual ist eine bewusste Aufforderung zum Nachmachen, Anpassen und Weiterentwickeln der Erfahrungen aus acht Jahren TAFF in Bayern. Da es sich bei TAFF um eine prozesshafte Intervention in regionalen Versorgungsstrukturen handelt, wollen wir nicht nur mögliche Ergebnisse zeigen, sondern auch verschiedene Wege dorthin transparent nachzeichnen, um Inspiration zu liefern für Entwicklungsprozesse an neuen Standorten, die wieder andere Ausgangsvoraussetzungen aufweisen und wo neue Lösungen entstehen werden.

Gleichzeitig sind wir an Erfahrungen mit dem Manual interessiert und profitieren gern von neuen Erkenntnissen und Herangehensweisen. Daher freuen wir uns auf Fragen, Rückmeldungen, Austausch und Inspiration durch Sie, die Leser*innen.

Dank

Da TAFF eine ressourcenorientierte Initiative darstellt, steht und fällt deren Erfolg mit denen, die das Konzept mit Leben füllen, die ihre Ideen, ihre Begeisterung und ihr unermüdliches Engagement Tag für Tag aufs Neue einbringen. Ihnen allen gilt unser herzlicher Dank.

Speziell danken möchten wir den lokal für TAFF-Tätigen, insbesondere den Sprach- und Kulturmittler*innen und den Psychotherapeut*innen, aber auch denjenigen, die im Hintergrund wirken und die buchstäblich den Laden am Laufen halten.

Ein ganz besonderer Dank geht außerdem an alle TAFF-Mitarbeiter*innen, die für die Initiative tätig waren und sind. Deren Erfahrungen sind es, die wir hier zusammengeführt haben, ohne sie würde es dieses Buch so nicht geben (in alphabetischer Reihenfolge):

Aylin Baris, Melanie Bernhardt, Carmen Bichler, Eva Brandt, Philine Dietrich, Jan Drobniak, Sait Eroglu, Iris Fedchenheuer, Elisabeth Hall, Irina Herbersdorf, Daniela Herzog, Lisa Hirtsiefer, Lena Jung, Sarah Klotz, Andreas Knoll, Andrea Kreuzer, Dieter Kogge, Philipp Köhler, Anja Krauss, Katrin Lay, Gabi Lifka, Eva Löffelmann, Ralf Maschke-Müller, Johanna Mur, Saskia Pangritz, Melanie Pongratz, Rosi Ramin, Kathrin Rose, Stella Sadowsky, Birgit Sauerschell, Jule Scheler, Sashi Singh, Hedwig Sonanini, Katharina Trägler, Joachim Wetzky, Anja Voigt.

Katrin Lay und Sait Eroglu haben zudem einen direkten Beitrag zu diesem Buch geleistet, wofür wir uns nochmal gesondert bedanken möchten. Außerdem möchten wir unseren überregionalen Kooperationspartnern, insbesondere Refugio München und kunterMund, sehr herzlich danken: Sie standen uns von Anfang an mit ihrer Expertise und ihrem Know-how zur Seite, reservieren ihre ohnehin knappe Zeit immer wieder für die Zusammenarbeit mit TAFF und tragen damit ungemein zur Qualitätssicherung bei.

Ein großes Dankeschön gebührt auch unseren Evaluatorinnen, die die Interviews organisiert, geführt und transkribiert und anschließend mit viel Mühe ausgewertet haben (namentlich und in alphabetischer Reihenfolge):

Aleksandra Bauer, Daiana Dedio, Emma Neumeyer und Milada Vlachlová.

Literatur

Abdallah-Steinkopff, B. (2006). The role of the interpreter in the individual and group therapy of traumatized refugees. Gruppenpsychotherapie und Gruppendynamik, 42 (4), 280–302.

Abdallah-Steinkopff, B. (2018). Interkulturelle Erziehungskompetenzen stärken. Ein kultursensibles Elterncoaching für geflüchtete und zugewanderte Familien. Göttingen: Vandenhoeck & Ruprecht.

Adeponle, A., Thombs, B., Groleau, D., Jarvis, E., Kirmayer, L. (2012). Using the cultural formulation interview to resolve uncertainty in diagnoses of psychosis among ethnoculturally diverse patients. Psychiatric Services, 63 (2), 147–153.

BafF (2021). Psychotherapeutische Versorgung traumatisierter Geflüchteter durch ermächtigte Psychtotherapeut*innen und Psychosoziale Zentren wird erleichtert. https://www.baff-zentren.org/themen/recht/urteil-ermaechtigung/ (Zugriff am 04.07.2022).

Bower, P., Gilbody, S. (2005). Stepped Care in Psychological Therapies: Access, Effectiveness and Efficiency— Narrative Literature Review. British Journal of Psychiatry, 186, 11–17.

Brücker, H., Kunert, A., Mangold, U., Kalusche, B., Schupp, J., Sieger. M. (2016). Geflüchtete Menschen in Deutschland. Ergebnisse einer qualitativen Befragung. Studie im Rahmen der IAB-BAMF-SOEP-Flüchtlingsbefragung, TNS Infratest und QMR Sozialforschung. IAB Forschungsbericht Nr. 9, Nürnberg.

BPtK – Bundespsychotherapeutenkammer, BÄK – Bundesärztekammer (BÄK) (2015). Vorschlag der BPtK und der BÄK zu den Eckpunkten eines Modellprojektes zur Verbesserung der Versorgung psychisch kranker Flüchtlinge. https://www.bundesaerztekammer.de/fileadmin/user_upload/_old-files/downloads/pdf-Ordner/Modellprojekt_Versorgung_psychisch_kranker_Fluechtlinge_BPtK_BAEK.pdf (Zugriff am 04.07.2022).

BPtK – Bundespsychotherapeutenkammer (2021). BPtK-Auswertung: Monatelange Wartezeiten bei Psychotherapeut*innen. Pressemitteilung. https://www.bptk.de/bptk-auswertung-monatelange-wartezeiten-bei-psychotherapeutinnen/?cookie-state-change=165.661969.3100 (Zugriff am 04.07.2022).

Butollo, W., Maragkos, M. (2012). Gutachterstelle zur Erkennung psychischer Störungen bei Asylbewerbern. Abschlussbericht. München: Ludwig-Maximilians-Universität.

Chen, S. X., Bond, M. H. (2010). Two languages, two personalities? Examining language effects on the expression of personality in a bilingual context. Personality and Social Psychology Bulletin, 36 (11), 1514–1528.

Chowdhary, N., Jotheeswaran, A., Nadkarni, A., Hollon, S., King, M., Jordans, M., Rahman, A., Verdeli, H., Araya, R., Patel, V. (2014). The methods and outcomes of cultural adaptations of psychological treatments for depressive disorders: A systematic review. Psychological Medicine, 44 (6), 1131–1146.

Cohen, S., Wills, T. A. (1985). Stress, Social Support, and the Buffering Hypothesis. Psychological Bulletin, 98 (2), 310–335.

Danieli, Y. (1994). Trauma to the family: Intergenerational sources of vulnerability and resilience. In J. T. Reese, E. Scrivner (Eds.), The law enforcement families: issues and answers (pp. 163–175). Washington, D. C.: U. S. Department of Justice Federal Bureau of Investigation.

Diakonie Bayern (2022). »TAFF – Therapeutische Angebote für Flüchtlinge« – ein Projekt der Diakonie Bayern. https://www.youtube.com/watch?reload=9&app=desktop&v=0ekwM8rzN-U (Zugriff am 04.07.2022).

Dixius, A., Möhler, E. (2017). START – Entwicklung einer Intervention zur Erststabilisierung und Arousal-Modulation für stark belastete minderjährige Flüchtlinge. Praxis der Kinderpsychologie und Kinderpsychiatrie, 66 (4), 277–286.

Ebert, J. (2016). Soziale Arbeit. In A. Liedl, M. Böttche, B. Abdallah-Steinkopff, C. Knaevelsrud (Hrsg.), Psychotherapie mit Flüchtlingen. Neue Herausforderungen, spezifische Bedürfnisse. Das Praxisbuch für Psychotherapeuten und Ärzte (S. 37–57). Stuttgart: Schattauer.

Fiedler, P. (2001). Grundlage und Praxis der Verhaltenstherapie in und mit Gruppen. PiD – Psychotherapie im Dialog, 2 (1), 16–24.

Flores, G. (2005). The impact of medical interpreter services on the quality of health care: A systematic review. Medical Care Research and Review, 62 (3), 255–299.

Flores, G., Laws, B., Zuckerman, B., Abreu, M., Medina, L., Hardt, E. (2003). Errors in medical interpretation and their potential clinical consequences in pediatric encounters. Pediatrics, 111 (1), 6–14.

Gavranidou, M., Abdallah-Steinkopff B. (2008). Psychotherapeutische Arbeit mit Migranten: Alles anders oder alles gleich? Gestalttherapie, Forum für Gestaltperspektiven, 22 (2), 93–106.

Goosen, S., Kunst, A. E., Stronks, K., van Oostrum, I., Uitenbroek, D. (2011). Suicide death and hospital-treated suicidal behaviour in asylum seekers in the Netherlands: a national registry-based study. BMC Public Health, 11, 484.

Gräff, C. (2008). Konzentrative Bewegungstherapie in der Praxis. Stuttgart: Klett-Cotta.

Gratz, K., Roemer, E. (2004). Multidimensional Assessment of Emotion Regulation and Dysregulation: Development, Factor Structure, and Initial Validation of the Difficulties in Emotion Regulation Scale. Journal of Psychopathology and Behavioral Assessment, 26 (1), 41–54.

Gurris, N. F., Wenk-Ansohn, M. (2009). Folteropfer und Opfer politischer Gewalt. In A. Maercker (Hrsg.), Posttraumatische Belastungsstörungen (3. Aufl., S. 477–499). Berlin, Heidelberg: Springer.

Hall, G., Ibaraki, A., Huang, E., Stice, E. (2016). A Meta-Analysis of Cultural Adaptations of Psychological Interventions. Behavior Therapy 47 (6), 993–1014.

Hampers, L. C., McNulty, J. E. (2002). Professional interpreters and bilingual physicians in a pediatric emergency department: Effect on resource utilization. Archives of Pediatrics and Adolescent Medicine , 156 (11), 1108–1113.

Hett, J. (2013). Person-centered skills training in a Syrian context: Pitfalls and possibilities. Person-Centered & Experiential Psychotherapies, 12 (1), 79–93.

Hong, Y-y., Zhan, S., Morris, M. W., Benet-Martínez, V. (2016). Multicultural identity processes. Current Opinion in Psychology, 8, 49–53.

Huang, C. Y., Zane, N. (2016). Cultural influences in mental health treatment. Current Opinion in Psychology, 8, 131–136.

Hunt, X., Swartz, L. (2017). Psychotherapy with a language interpreter: Considerations and cautions for practice. South African Journal of Psychology, 47 (1), 97–109.

Ivey, A., Ivey, M., Zalaquett, C. (2017). Intentional interviewing, Counselling and Psychotherapy. In A. Ivey, M. Ivey, C. Zalaquett (Eds.), Intentional Interviewing and Counseling: Facilitating Client Development in a Multicultural Society (pp. 3–26). Boston: Cengage Learning.

Kahnemann, D. (2011). Thinking fast and slow. London: Penguin.

Kirkpatrick, D., Kirkpatrick, J. (2006). Evaluating training programs: the four levels (3rd ed.). San Francisco, CA: Berrett-Koehler Publishers.

Kirmayer, L., Guzder, J., Rousseau, C. (Eds.) (2014). Cultural consultation. Encountering the Other in Mental Health Care. New York: Springer.

Kirmayer, L. J., Ryder, A. G (2016). Culture and psychopathology. Current Opinion in Psychology, 8, 143–148.

Koch, T., Ehring, T., Liedl, A. (2017). Skills-Training der Affektregulation: Ein kultursensibler Ansatz: STARK. Entwicklung und erste Erfahrung mit afghanischen Geflüchteten. Psychotherapeutenjournal, 4, 316–323.

Koch, T., Liedl, A. (2019). STARK: Skills-Training zur Affektregulation – ein kultursensibler Ansatz. Therapiemanual für Menschen mit Flucht- und Migrationshintergrund. Stuttgart: Schattauer.

Lass-Hennemann, J., Holz, E., Michael, T. (2015). Tiergestützte Therapie in der Behandlung von Angststörungen – Spielerei oder wirksame Unterstützung? PiD – Psychotherapie im Dialog, 16, 40–43.

Lenz, E. (2019). Patient Migrant. Eine qualitative Untersuchung zu psychischen Belastungsfaktoren für Sprach- und Kulturmittler in der psychotherapeutischen Versorgung. München: Bachelorarbeit, FOM.

Liedl, A. (2018). Psychotherapeutische Versorgung von geflüchteten Menschen. Konzepte und Methoden im interkulturellen Setting. Göttingen: Vandenhoeck & Ruprecht.

Liedl, A., Böttche, M., Abdallah-Steinkopff, B., Knaevelsrud, C. (Hrsg.) (2016). Psychotherapie mit Flüchtlingen. Neue Herausforderungen, spezifische Bedürfnisse. Das Praxisbuch für Psychotherapeuten und Ärzte. Stuttgart: Schattauer.

Liedl, A., Böttche, M., Abdallah-Steinkopff, B., Knaevelsrud, C. (2017). Psychotherapie mit Flüchtlingen. Stuttgart: Schattauer.

Liedl, A., Schäfer, U., Knaevelsrud, C. (2013). Psychoedukation bei posttraumatischen Störungen. Manual für Einzel- und Gruppensetting (2. Aufl.). Stuttgart: Schattauer.

Lippmann, E. (2013). Intervision. Kollegiales Coaching professionell gestalten. Heidelberg: Springer.

Maier, T., Morina, N., Schick, M., Schnyder, U. (Hrsg.) (2019). Trauma – Flucht – Asyl. Ein interdisziplinäres Handbuch für Beratung, Betreuung und Behandlung. Göttingen: Hogrefe.

Maier, T., Schmidt, M., Müller, J. (2010). Mental health and healthcare utilisation in adult asylum seekers. Swiss Medical Weekly, 140, w13110.

Mayring, P. (2015). Qualitative Inhaltsanalyse. Grundlagen und Techniken (12., überarb. Aufl.). Weinheim: Beltz.

Miller, K., Martell, Z., Pazdirek, L., Caruth, M., Lopez, D. (2005). The role of interpreters in psychotherapy with refugees. An exploratory study. American Journal of Orthopsychiatry, 75 (1), 27–39.

Mika, J., Abdallah-Steinkopff, B., Gavranidou, M. (2015). Die Exploration der Krankheitskonzepte von Flüchtlingen bezüglich ihrer Posttraumatischen Belastungsstörung. Psychotherapeutenjournal, 14 (2), 134–145.

Mirdal, G., Ryding, E., Essendrop Sondej, M. (2012). Traumatized refugees, their therapists, and their interpreters: Three perspectives on psychological treatment. Psychology and Psychotherapy Theory, Research and Practice, 85 (4), 436–455.

Morina, N. (2019). Sprache und Dolmetschen. In T. Maier, N. Morina, M. Schick, U. Schnyder (Hrsg.), Trauma – Flucht – Asyl. Ein interdisziplinäres Handbuch für Beratung, Betreuung und Behandlung (S. 109–128). Göttingen: Hogrefe.

Nagayama-Hall, G., Kim-Mozeleski, J., Zane, N., Sato, H., Huang, E., Tuan, M., Ibaraki, A. (2019). Cultural adaptations of psychotherapy: Therapists' applications of conceptual models with Asians and Asian Americans. Asian American Journal of Psychology, 10 (1), 68–78.

Niklewski, G., Richter, K., Lehfeld, H. (2012). Abschlussbericht Gutachterstelle zur Erkennung von psychischen Störungen bei Asylbewerberinnen und Asylbewerbern – Zirndorf. Klinikum Nürnberg.

Opraus, A. (2003). Rollen der Dolmetscherin in der psychotherapeutischen Triade. Übersetzen und Dolmetschen. Modelle, Methoden, Technologie, 117–138.

Owen, J., Imel, Z., Adelson, J., Rodolfa, E. (2012). ›No-show‹: therapist racial/ethnic disparities in client unilateral termination. Journal of Counseling psychology, 59 (2), 314–320.

Przyborski, A., Slunecko, T. (2020). Dokumentarische Methode. In G. Mey, K. Mruck (Hrsg.), Handbuch Qualitative Forschung in der Psychologie. Band 2: Designs und Verfahren (S. 537–555). Wiesbaden: Springer Fachmedien.

Ramírez-Esparza, N., Gosling, S. D., Benet-Martínez, V., Potter, J. P., Pennebaker, J. W. (2006). Do bilinguals have two personalities? A special case of cultural frame switching. Journal of Research in Personality, 40 (2), 99–120.

Schellong, J., Epple, F., Weidner, K., Möllering, A. (2016). Modelle zur regionalen Versorgung psychisch vulnerabler Flüchtlinge. Models of Mental Health Care for Vulnerable Refugees in the Community. Psychotherapie Psychosomatik Medizinische Psychologie, 67 (3), 134–141.

Schmid, S. (2021). Beratungskompetenz für eine globalisierte Gesellschaft. Kultur, Globalisierung, Migration. Göttingen: Vandenhoeck & Ruprecht.

Schneider, F., Bajbouj, M., Heinz, A. (2017). Psychische Versorgung von Flüchtlingen in Deutschland. Nervenarzt, 88, 10–17.
Schriefers, S., Hadzic, E. (Hrsg.) (2018). Sprachmittlung in Psychotherapie und Beratung mit geflüchteten Menschen. Wege zur transkulturellen Verständigung. Göttingen: Vandenhoeck & Ruprecht.
Seiberling, C., Kauffeld, S. (2017). Volition to transfer: Mastering obstacles in training transfer. Personal Review, 46 (4), 809–823.
Shannon, P., Wieling, E., McCleary, J., Becher, E. (2015). Exploring the mental health effects of political trauma with newly arrived refugees. Qualitative Health Research, 25 (4), 443–57.
Silove, D., Steel, Z., McGorry, P., Mohan, P. (1998). Trauma exposure, postmigration stressors, and symptoms of anxiety, depression and post-traumatic stress in Tamil asylum-seekers: comparison with refugees and immigrants. Acta Psychiatrica Scandinavica, 97, 175–181.
Smedley, B. D., Stith, A. Y., Nelson, A. R. (Eds.) (2003). Unequal Treatment. Confronting Racial and Ethnic Disparities in Health Care. Washington DC: The National Academies Press.
Soyer, J. (2019). Soziale Arbeit mit Asylsuchenden und Geflüchteten. In T. Maier, N. Morina, M. Schick, U. Schnyder (Hrsg.), Trauma – Flucht – Asyl. Ein interdisziplinäres Handbuch für Beratung, Betreuung und Behandlung (S. 247–264). Göttingen: Hogrefe.
Stammel, N., Böttche, M. (2016). Psychodiagnostik. In A. Liedl, M. Böttche, B. Abdallah-Steinkopff, C. Knaevelsrud (Hrsg.), Psychotherapie mit Flüchtlingen. Neue Herausforderungen, spezifische Bedürfnisse. Das Praxisbuch für Psychotherapeuten und Ärzte (S. 58–70). Stuttgart: Schattauer.
Sukale, T., Rassenhofer, M., Kirsch, V., Pfeiffer, E. (2020). Niedrigschwellige traumafokussierte Gruppeninterventionen für traumatisierte Jugendliche mit Fluchterfahrung: Der Einfluss von nicht-suizidalem selbstverletzendem Verhalten und Suizidalität. Zeitschrift für Psychiatrie, Psychologie und Psychotherapie, 68 (1), 52–63.
Soykök, S., Mall, V., Nehring, I., Henningsen, P., Aberl, S. (2017). Post-traumatic stress disorder in Syrian children of a German refugee camp. Lancet, 389 (10072), 903–904.
Thomas, A. (2014). Wie Fremdes vertraut werden kann. Mit internationalen Geschäftspartnern zusammenarbeiten. Wiesbaden: Springer Gabler.
Tietze, K.-O., Möller, H. (2019). Intervision und kollegiale Beratung. Organisationsberatung Supervision Coaching, 27, 435–438.
Utler, A., Schmid, S. (2015). Therapeutische Angebote für Flüchtlinge – Projekt TAFF – Zwischenbericht. Nürnberg: Stiftung Welten verbinden.
Van Der Doef, M., Maes, S. (1999). The Job Demand-Control (-Support) Model and Psychological Well-Being: A Review of 20 Years of Empirical Research. Work & Stress, 13, 87–114.
Wolf, V., Özkan, I. (2012). Dolmetschen in der Psychotherapie – Ergebnisse einer Umfrage. Psychotherapeutenjournal, 10 (4), 325–327.